PUHUA BOOKS

我们一起解决问题

U0191400

治愈系心理学

最亲密的陌生人

当你爱上边缘型人格障碍者

[美] 莎丽·曼宁（Shari Y. Manning）著

李晓燕 刘卫一 译

Loving Someone
with Borderline Personality
Disorder How to Keep
Out-of-Control Emotions from
Destroying Your
Relationship

人民邮电出版社

北京

图书在版编目（CIP）数据

最亲密的陌生人：当你爱上边缘型人格障碍者 /
（美）莎丽·曼宁（Shari Y. Manning）著；李晓燕，刘
卫一译. -- 北京：人民邮电出版社，2019.4
（治愈系心理学）
ISBN 978-7-115-50980-2

Ⅰ. ①最… Ⅱ. ①莎… ②李… ③刘… Ⅲ. ①人格障
碍—精神疗法 Ⅳ. ①R749.910.5

中国版本图书馆CIP数据核字(2019)第049686号

内 容 提 要

你所爱的人也许非常聪明、有趣，对你无微不至，是非常好的伙伴、配偶或其他
家庭成员，但是转眼间他们会变得非常暴躁、情绪失控、失去理智，甚至会自我伤
害，他们的行为冲动且不可预测，常常让你不知所措、心力交瘁，也许这正是边缘型
人格障碍的征兆。边缘型人格障碍者不被普通人所理解，他们极度起伏的情绪和屡屡
失控的行为也让身边人苦苦地挣扎。

通过阅读此书，你会对边缘型人格障碍的形成机制以及你所爱的人面临的真实的
痛苦有更加全面清晰的理解。本书是莎丽·曼宁博士（美国知名边缘型人格障碍治疗
师）基于其30多年临床和咨询经验的宝贵分享与总结，曼宁博士基于辩证行为疗法
所提供的技巧和分步指导，能够让边缘型人格障碍者身边的人以全新的方式应对，进
而重构和谐、亲密的关系。

本书不仅是边缘型人格障碍者的亲人的指导手册，对心理咨询师、心理医生来说
也具有重要的参考意义。更让人惊喜的是，本书提到的很多情绪管理及沟通技巧对普
通人管理自身情绪以及保持良好的人际关系同样适用。

- ◆ 著　　[美]莎丽·曼宁（Shari Y. Manning）
　　译　　李晓燕　刘卫一
　责任编辑　曹延延
　责任印制　彭志环
- ◆ 人民邮电出版社出版发行　　　北京市丰台区成寿寺路11号
　邮编 100164　电子邮件 315@ptpress.com.cn
　网址 http://www.ptpress.com.cn
　北京虎彩文化传播有限公司印刷
- ◆ 开本：700×1000　1/16
　印张：17　　　　　　　　　　　　　　2019年4月第1版
　字数：250千字　　　　　　　　2024年11月北京第15次印刷
　著作权合同登记号　图字：01-2018-2999号

定　价：69.00元
读者服务热线：（010）81055656　印装质量热线：（010）81055316
反盗版热线：（010）81055315
广告经营许可证：京东市监广登字 20170147 号

对本书的赞誉

《最亲密的陌生人》是与边缘型人格障碍者相处时必不可少的一本书，它能给大家带来希望。本书作者具有扎实的研究基础，语言表达清晰明确，针对复杂的心理问题，并与现实案例相结合，强烈推荐将这本书当作指南。

——《图书馆期刊》

与许多其他心理问题相比，边缘型人格障碍会给双方之间的关系带来更多的影响。这本书向边缘型人格障碍者的家人和朋友介绍了宝贵的技能，用来帮助他们深爱的人以及深受影响的自己。曼宁博士做了一件伟大的事情。《最亲密的陌生人》是一本"必读书"。

——美国边缘型人格障碍教育联盟主席
佩里·霍夫曼（Perry D.Hoffman）博士

在如何看待边缘型人格障碍这一问题上，《最亲密的陌生人》帮我打开了眼界！我想知道朋友正经历着什么，尽自己所能帮助她。我惊讶地发现，书中的技巧确实有助于我以完全不同的方式面对她的病情发作。而以往我只会非常生气。无论是我们的交流，还是我对她的感觉都因为本书改善了许多。

——R.P.，南卡罗来纳

《最亲密的陌生人》是读来津津有味，很有帮助的一本书，书中的每一页都穿插着曼宁博士同情式、理解式以及非评判式的治疗方法。她生动地描述了在护理边缘型人格障碍者的过程中的挑战，并提供了许多处理常见问题的分步策略。

——英国班戈大学心理学院
麦克拉·斯韦尔斯（Michaela Swales）博士

书名已经表达了全部！曼宁博士不仅解释了自己从边缘型人格障碍者身上了解到的关于此类心理问题的本质，还阐述了边缘型人格障碍者本身就是此类病症的专家。她向边缘型人格障碍者的家人和朋友展示出，在边缘型人格障碍者发病的关键时刻，我们的本能反应往往无效甚至有害，并且介绍了不同的做法，提供了切实可行的分步指导。《最亲密的陌生人》能够帮助读者理解他们与严重情绪失调人群之间复杂的关系，并为如何处理边缘型人格障碍者的自我伤害、自杀行为和如何判断是否需要住院提供了宝贵的参考方法。至关重要的是，曼宁博士明确地揭示了边缘型人格障碍者及其所遭受的痛苦。

——吉姆（Jim）、黛安·霍尔（Diane Hall）、
成年边缘型人格障碍者的父母、美国国家心理疾病联盟
及美国边缘型人格障碍教育联盟家庭教育者

试试采用《最亲密的陌生人》一书中的建议。你会惊讶地发现，之后你们的关系会好得超乎想象。

——美国华盛顿大学行为研究与训练中心主任
玛莎·莱恩汉（Marsha M.Linehan）博士

献　给

献给伊丽莎白·尤尼斯·布什（Elizabeth Younis Bush），我心中伟大的母亲。

推荐序

　　边缘型人格障碍（BPD）是最受诟病的精神问题之一。关于边缘型人格障碍的畅销书可能会让读者畏缩，并希望逃离那些符合障碍标准的人。专注心理健康的专业人士经常拒绝治疗被诊断为边缘型人格障碍的患者，即使在常规的医疗环境中，对边缘型人格障碍者的细心护理也可能成为他们的"死亡之吻"（看似细心的护理，有可能给边缘型人格障碍者带来毁灭性的打击）。

　　很多满足边缘型人格障碍者标准的患者的亲友都打电话来询问，我已经记不清楚研究诊所接到过多少这样的电话了，他们可能是边缘型人格障碍者的父母、儿女、兄弟姐妹、配偶、现任或前任，也许是同事，问题通常有两方面：1."我们如何生存下去？"；2."如何帮助我们所爱的人？"偶尔会有第三种问题出现："我是坏人吗？为什么我不能让他快乐？"这些问题传达出的基本信息其实都是在表达："请帮帮我！"通常，求助者在初期与我们进行电话沟通后就会接受面对面的咨询。有时需要进行多次的沟通后，我们才能着手为其提供帮助。

　　在我所供职的华盛顿大学中心里，我们会针对符合边缘型人格障碍者标准的人群的亲友们专门提供技能培训小组。我们会把辩证行为疗法项目（dialectical behavior therapy,DBT）中教授边缘型人格障碍者的技能同样教授给他们的亲友。辩证行为疗法技能（包括正念技能、情绪调节技能、危机生存技能、痛苦承受技能、人际效能技能）已被证实可以减少情绪失控、愤怒及冲动行为。但这样的技能项目只能对有限的人群实施，况且帮助并说服边缘型人格障碍者自己来接受治疗，本身也不是一件容易的事情。

假若不寻求治疗帮助，是否有一本书能够告诉你应该如何做？没错，那就是《最亲密的陌生人》。本书作者既是治疗边缘型人格障碍的专家，也是辩证行为治疗领域的专家。她几乎用尽了毕生精力来教授人们如何有效治疗和爱护边缘型人格障碍者。莎丽·曼宁有与边缘型人格障碍者亲属合作的丰富经验，这些亲属的核心问题都围绕"我应该离开还是留下？"或是"我应该把这个人送走离家接受治疗吗？"莎丽·曼宁十分清楚这些亲属在谈论什么。

曼宁博士的第一步是帮助你了解边缘型人格障碍者，如果你经常对患有边缘型人格障碍的人发怒，又很想重新找回爱他们的方式，那么其核心就在于了解边缘型人格障碍者。之后她介绍了辩证行为疗法，这些技能是治疗边缘型人格障碍者的核心部分，也是传授给边缘型人格障碍者及其家人的关键技能。确认情绪是通过非评判的方式向他人表达理解的一种沟通方式，这表示你认真对待并且尊重他人的观点。这样做能让他人了解，你能够看懂他的行为中富含的智慧。接下来，曼宁博士列举了许多使用确认情绪来改善关系的例子，进而展开辩证行为疗法——情绪确认的六个级别，以及如何将其内化成自己的独特方式。

本书第二部分的妙处在于，读过这部分内容之后，你会比以往任何时候都能更好地理解你所爱的人。更重要的是，曼宁博士通过解释真正令边缘型人格障碍者痛苦的行为，能让你减少对边缘型人格障碍者的评判。你若爱一个人就需要接受他的全部。

在第三部分中，曼宁博士提供了处理最棘手问题的指导方针：如何处理自己的情绪，以及如何应对身旁有自杀倾向的人。即使是经验最丰富的治疗师也发现很难处理这两个问题，而你将从本书中得到专家的指导。

总之，如果你希望保持对边缘型人格障碍者的爱护、关心，希望使用技巧性的办法（即便这些看起来不太可能），请打开本书。我相信你会发现它对改善生活中的关系很有帮助，包括你与非边缘型人格障碍者的关系。请尝试运用本书给出的建议，之后你将惊讶地发现，你们的关系有了很大改善。

玛莎·莱恩汉（Marsha M. Linehan）博士

华盛顿大学，西雅图

目 录

　　我的一位朋友，近来完成了一个人生目标：娶了一位很棒的太太。然而，仅仅两个月以后，事情就发生了变化。太太想向先生要很大一笔钱做生意。当他告知自己没有那么多钱后，太太的情绪反应竟完全出乎他的意料。她先是生气，后来痛斥先生不够爱她。她拿起一方镇纸，并威胁要砸先生。之后她又变得很沮丧，说自己根本就不该活着。最终，太太以喝下一瓶酒和用雪茄烫伤自己的胳膊收尾。

　　边缘型人格障碍病症非常复杂，其核心是情绪问题。但是，超级敏感的情绪系统会衍生出很多问题，它涉及日常生活的方方面面。因为无法管理情绪，所以边缘型人格障碍者的人际关系总是很不稳定。他们的行动欠缺思考，即便

1

他们偶尔有所考虑，也无法找到有效的做事方式。他们无法集中注意力，有时会有些偏执。他们不了解自己，不知道如何说、如何做，不清楚事实是怎样的，以及自己该怎样对事实做出解释。别人自然很难预测他们的言行，不知道什么时候他们的言行会变得激进或因为某些事情突然崩溃。

第3章 验证的隐秘力量 // 55

现在想象你的家人对你说："我太能理解你的感受了。"或者"我知道你的愤怒从哪儿来了。"又或者"当然，你确实应该产生这样的感受，每个人都会。"当得到这样的回应时，你是不是觉得自己的身心放松了许多，情绪也缓解了不少？但是如果别人说："你不应该这样。"或者反驳你说的话，你的情绪又会是怎样的？你的情绪会被骤然激发，与此相应，你也会丧失倾听的能力。

第4章 平衡反应和优化结果的五个步骤 // 74

我告诉这些边缘型人格障碍者的家人，理解边缘型人格障碍如何形成确实能使他们产生不同的反应。实际上，新的理解需要一段时间才能促成改变。因此我给大家五个简单的步骤，无论你觉得自己是因为危机而感到压抑，还是想维持有效的对话，都可以使用这些步骤，而且这样做马上就能带来变化。这些步骤方便记忆，而且你可以随时练习使用它们，你也可以随时用它们来应对情绪的威胁。最终，你会改变自己的行为，改变对自己所爱的人的应对方式。

第二部分 边缘型人格障碍的多面性 // 103

第 5 章 我无法继续忍受 // 104

夜里 11 点，姐姐盖尔（Gail）接到妹妹达纳（Dana）打来的电话，妹妹向她哭诉着。随后，她又在凌晨 1 点和 4 点接到了同样内容的电话。达纳觉得自己要失去丈夫了，因为她白天朝丈夫大喊了好几次，责备他搞婚外情，还威胁他说要自杀。盖尔试图向达纳保证杰克很爱她，并且绝对不会离开她，也试图用其他的话题分散妹妹的注意力。为了帮助妹妹平复情绪，她提了各种建议，但是达纳的情绪正在形成一个旋涡，让她越陷越深。因为不知道如何摆脱自己的情绪，她一直要求盖尔把她从困境中拉出来。

第 6 章 都是我的错 // 120

劳拉已经抽泣了几个小时，她祈求丈夫史蒂夫（Steve）能够理解自己由于悲伤已经完全失控。她想让丈夫做一些事情来让自己不再痛苦。史蒂夫也想尽了一切办法帮助妻子，如试图让她喝茶平复心情，也试图安慰她，可都不见效，由此，他想找到一些实际些的办法，如弄清楚究竟妻子在被什么事情所困扰。史蒂夫做的所有事情好像只会让妻子更加发狂，很快他发现自己想乞求妻子告诉自己怎么做才能让她好过一些。由于精疲力竭，劳拉离开卧室去洗脸，等她回到卧室的时候，眼泪已经流干。由于想努力控制自己，她说话的时候声音都在颤抖，她说道："我根本不该有这样的感觉，我现在正在伤害你，而你是我最爱的人。我没事，不要再为我担心了，我总是这么糟糕，我不配拥有你。我也不想再说了，我没事的。"

第 7 章 你必须帮我解决 // 135

边缘型人格障碍者与其他人一样天生聪颖，可为什么看上去缺乏解决问题的基本技能呢？或许你清楚你爱的人其实拥有解决特殊问题的技巧和知识，但为什么他们却坚信自己做不到呢？有时，你刚刚听到自己所爱的人说出困扰他已久的问题，就被急切地要求帮助他解决问题，为什么他对自己独自解决这个问题感到如此绝望呢？可能有两个问题：一是他不知道如何解决；二是没有信心去解决其面对的问题。

第 8 章 事情太糟糕……别担心，我来解决 // 152

边缘型人格障碍者会让你感觉在一段关系中迷失。表象能力就是让你困惑的一大因素：本来你以为自己非常了解你爱的人的能力，现在却要怀疑一切是否都是自己的想象？曾经在课堂上轻松完成任务，如今在家里却无法施展能力的成年人到底是谁？因为对一段失败的关系感到绝望，刚刚还威胁要做极端事情的人，一个小时前却笑着告诉你，她会与朋友解释为何她们会争吵，并向朋友道歉，因为朋友对她来说非常重要，她会做出理性的改变，对此你有什么感觉？

第 9 章 为什么可怕的事情不断发生在我身上 // 168

你可能不太了解克里斯蒂（Kristy），她的生活杂乱无序，危机不断。某一天，她终于能在梦寐以求的博物馆工作了，可接下来她在一次购物狂欢中，入手"时髦"的衣服后却拒绝支付支票。上班时间，商家打电话给克里斯蒂的老板。她因为害怕在家里待了三天，最终，她还是被解雇了。她在喝了两瓶酒后，给主管留了威胁语音，结果主管报了警。当警察来时，她解释说自己当时很难过并保证以后肯定不会再这么做。警察看到她平静并且理智之后便离开了。警察刚走，她就跑到浴室，割伤自己大腿后打电话给你，说自己想去死。你拨打了报警电话，把她送进了医院。你很担心她出院后，这样的事情还会循环发生。

第 10 章　没事，我很好 // 185

　　莎拉对事情的反应令你很困惑，有时她看起来并没有很悲伤，可有时她会因为生活不能如她所愿而极度绝望。当你觉得她应该有负面情绪时，你明显看到她关闭了所有的情绪。她看上去在经历极大的危机后崩溃和毫无情绪之间摇摆着。

第三部分　处理危机，获取帮助 // 197

第 11 章　处理自己的复杂情绪 // 198

　　在任何一段关系中，我们都会体验很多种复杂的情绪。边缘型人格障碍者的亲属们常常说他们在与患病的父母、孩子、兄弟姐妹或配偶相处时，总会体验强烈的情绪。人们在与他人相处过程中产生的情绪取决于双方的互动和情感的激发。如果同事对你失望，说了几句刻薄的话，你或许会有情绪反应，这种体验让你下次再与同事互动时会有不同的表现，或许你会变得比平时更警惕，准备用愤怒与防御予以回应；或许下次再见到其他人时你也会情绪极度敏感，即使此人与之前促使你产生负面情绪的事件没有任何关系。通常这些表现会持续发挥影响，直到工作日结束，新的一天来临的时候为止。没人能在孤岛中生活。

第 12 章　了解自我伤害／自杀，做出治疗决定 // 220

　　我们需要关注边缘型人格障碍者所体验到的最难以忍受的情绪，而自杀与自我伤害可能是最能引发恐惧和绝望的行为。因为这两种行为是边缘型人格障碍者难以避免的两大行为，我们将用一整章的内容对此进行阐述。首先，我们要帮你理解这种令人极度恐惧的行为；其次，根据研究证明和我们的临床经验，我们将介绍我们所能提出的最好的建议，来帮助你处理你爱的人的自我毁灭的行为。

第 13 章　接受治疗和帮助 // 237

　　最好的情况是你和患有边缘型人格障碍的亲人都寻求帮助和治疗。关于该障碍的治疗手段每天都在发展，在我们的社会中，针对边缘型人格障碍的误会也仍在盛行，但在心理健康领域该误会正在逐渐消失。当我刚开始治疗边缘型人格障碍时，很多治疗师都拒绝给边缘型人格障碍者进行诊断，他们认为，这个病症对于边缘型人格障碍者来说，就像对他们未来的恐怖生活和心理健康治疗判了"死刑"一样。今年夏天，我参加了一个有关边缘型人格障碍的会议，一位心理健康领域的著名专家说这种失调性心理问题目前被认为"可以治疗"，人们也愿意研究这一领域。虽然仍有很长的路要走，我认为他的话意味着边缘型人格障碍者以及他们的亲属都有了希望。

导　言

　　"她怎么能一遍又一遍这样对我和她自己？"

　　"怎么会有人那么做？"

　　"我不知道还能承受多久，之前我离开了他，却不断反复回到他的身边，我到底怎么了？"

　　"我都不知道怎么开始，如何去帮助他！"

　　如果你所爱的人患有边缘型人格障碍（BPD），有时，你也会问类似的问题，或许还会经常重复询问。无论你是边缘型人格障碍者的配偶、伴侣、父母、兄弟姐妹还是密友，这样一段关系可能都不免让你费心和愤怒。患有这种精神紊乱的人通常做事比较冲动，行为不可预测。他们可能会恐吓他们所爱的人，当然也会摧残自己。他们似乎处处被混乱包围，时刻濒临危机，并且经常把深爱自己的人带入同样的境地。

　　既然如此，为什么还要阅读本书？为什么你不直接离开，结束这段关系？

　　或许是因为患有边缘型人格障碍的人都充满了同情和关切。他们喜欢人和动物，并且通常聪明、幽默，大部分人都能看到他们身上的潜能。我们知道，如果他们能在生活中做出一些改变，一切将会变得十分美好。

　　有时，真觉得自己应该离开，但最终还是留了下来。边缘型人格障碍者可能与你血脉相连，他们是你无法抛弃的女儿或兄弟。也许，他们身上有某些吸引力，你很清醒地想要维系这段关系，他们是你决定要守护的人。

本书旨在帮助你达成这些目标。我要讲的，并不是通过简单的十个步骤就让你所爱的人发生改变，当然这些改变对周围的人来说毋庸置疑是非常重要的。我也不会给你几个简单的带有"魔力"的词语，让原本给这段关系发出"最后通牒"的你转而坚持下去，让你原本在凌晨3点响个不停的手机停下来，或者保证你爱的人能够了解你的感受。

在我们看来很多人都很优秀，但由于身患边缘型人格障碍，他们做出的破坏性与自我毁灭性的行为常常令人困惑。我想通过本书帮助你们理解其中的缘由。

如果了解了你所爱的人的内心体验，你的生活会得到很大的改善。你会因同情而理解，进而采取全新的、有效的互动方式。即便之前这段关系已经让你自己精疲力竭，此时你也会愿意将它维系下去。用书中直接而新颖的方法来回应亲人，将有助于改变曾经令你痛苦沮丧的结果。随着时间的流逝，这些简单的策略或许会帮助你所爱的人克服边缘型人格障碍的一些影响，让你们能够进行良好的互动。

因为男女均可患边缘型人格障碍，所以我会在全书中交叉使用代词"他"和"她"。同样，书中也会出现不同性别者的逸事和插曲，这反映了我们工作经历的真实性。（逸事基于真实事件，但我更改了所有主人公的名字和细节，事实上，很多故事是不同的人和事的合集。）有人认为，比起男性，边缘型人格障碍在女性中更普遍，但目前的数据尚不明确。从研究结果以及临床观察来看，边缘型人格障碍者的比例在男性中也在攀升。新的数据显示，被诊断为边缘型人格障碍者中有50%是男性。

看到本书的时候，你可能已经被边缘型人格障碍者的各种要求折磨得精疲力竭。很多人最终都觉得无法控制发生在自己身上的事情而深感无奈。而我的主要目标就是帮助你守护自己的幸福。如果不能照顾好自己，不仅无法帮助你所爱的人做出改变，也无力挽救你们的关系。幸运的是，书中描述的新的互动方式不仅能够保护你，甚至还会重塑你的自我认知，让你意识到对自己重要的事情。尽管你所爱的人存在心理问题，你仍然可以做许多其他的事情来使自己不受伤害。另外，还有一种理性的方法来了解自己是否还能承受更多，那就是通过思考与依靠自己的心境而非别人的影响来进行判断，而别人往往会说你被边缘型人格障碍者"操纵"或"利用"了。

　　在阅读本书的过程中你会了解到真相，那就是你所爱的人并不恐怖，他们只是会做出某些吓人的行为。他们也并不想制造混乱，或让任何人难堪。他们只是不能做正确的事情，很好地与人相处，或者做出平常人看来正确的决定，因为他们不知道该怎么做。这似乎很难理解。不是每个人都应该知道如何保住一份工作，或挽留一位朋友，知道向关心我们的人提出适度的要求，以及如何自我控制吗？你所爱的人不是应该与其他人一样，有着同样的本能和机会来学习如何驾驭这个世界吗？

　　或许很难相信，答案是否定的。患有边缘型人格障碍的个体生来就有一些不同，虽然我们难以察觉，但在成长过程中他们不断地改变着。如果你理解了他们与常人的不同之处，你会对他们古怪的行为突然变得明朗。从第 1 章开始，你会逐渐了解我的意图。

　　如我所说，没有万无一失的步骤来改变你所爱的人，你对他的理解也无法带来整体的改变。但是，随着深入阅读，你会发现，这确实会带来很大的不同，这或许比单纯地理解更重要：你会明白为什么酗酒者会不断饮酒，或者你认识的某人竟然不敢与蜘蛛待在一个房间。我会通过本书来展示改变与你所爱的人的互动方式能够让你的生活更幸福，还能阻止导致危机的行为出现。这些行为不仅耗费精力，还会消磨你留守在你所爱的人身边的意志。

　　我们在书中提到的那些实用的建议全部都基于对边缘型人格障碍者

最有效的治疗方式，它被称为"辩证行为疗法"（DBT），由华盛顿大学的玛莎·莱恩汉博士创立。这种疗法的有效性已经得到广泛的验证，并在给予边缘型人格障碍者处理病症技能方面取得了巨大的进步。边缘型人格障碍者可能难以理解这些技能，普通人又常常对其想当然。你不能，也不应该尝试做你所爱的人的治疗师，但是你可以从一位合格的辩证行为疗法治疗师对你所爱的人进行治疗的过程中学习。你所爱的人或许被诊断罹患此症，或许只是具有某些症状，可能正在接受治疗。而无论其是否正在接受治疗，本书都可以帮助你们改善关系。如果你所爱的人尚未接受治疗，我强烈建议他试试辩证行为疗法。在本书的结尾，你会找到关于辩证行为疗法的信息及其能提供的帮助。

同时，在读完本书后，请学会照顾好自己。我希望它可以帮助你维持如此重要的一个亲情纽带，让你们一起走向更加幸福的未来。

第一部分

理解你爱的人及你们之间的关系

第1章

为什么我在这段关系中如此迷失

我的一位朋友，近来完成了一个人生目标：娶了一位很棒的太太。然而，仅仅两个月以后，事情就发生了变化。太太想向先生要很大一笔钱做生意。当他告知自己没有那么多钱后，太太的情绪反应竟完全出乎他的意料。她先是生气，后来痛斥先生不够爱她。她拿起一方镇纸，并威胁要砸先生。之后她又变得很沮丧，说自己根本就不该活着。最终，太太以喝下一瓶酒和用雪茄烫伤自己的胳膊收尾。

某天，太太辞去了工作，他们的关系也在那天晚上发生了转折。整个晚上，她要么几个小时不说话，要么又花几个小时指责先生很糟糕。她常常在晚上喝两瓶酒，接下来絮絮叨叨地说自己毫无价值。朋友尝试过帮助她，可大多数时候都被她拒绝了。在太太的情绪屡次失控后，他不得不离开家，其他家人和朋友也开始劝说他离开太太。但他暂时还不想这么做，因为他看到太太也并不总是沮丧、酗酒或愤怒，有时也会看到起初自己爱上的那个太太的样子：聪慧、机智、关心别人又令人兴奋。他还想和她在一起。

心理医生见过他太太后，说她符合边缘型人格障碍的病理标准。朋友很沮丧，事实上，医生告诉他说自己也无法提供任何帮助，在事情变得更糟糕之前，他最好能跳出这段关系。现在我的朋友还与他的太太在一起，但时常精疲力竭，压力过大，他已经变得越来越不像我从前认识的那个外向随和、乐观豁达的男人了。

边缘型人格障碍者的行为如何让你内心失衡

我朋友叫布拉德（Brad），他说自己这些天好像迷失了。以前，他总会说恰当的话，做正确的事，在别人看来，这是令人羡慕的诀窍和技能。但现在，好像他做的所有与太太赛迪（Sadie）相关的事情都是错的。布拉德不再相信自己的社交本能，而且朋友们也开始注意到，以前他经常是聚会的中心，现在他则通常都会退到角落里。自从上次他告诉新婚的太太自己无法拿出几千美元给她时起，整个晚上他都在痛苦自问："我是不是很吝啬，我是不是低估了自己的承受能力？"从此，他开始了一个个不眠之夜，夜里一遍遍回想自己做出的草率的决定，尽管当时看上去没什么，但往往都受到太太的指责。他觉得一定是自己做了什么冒犯太太的事情，才让太太看起来那么难过。他试着寻找一个原因，可从来没有得到一个可信的、让自己妥协的理由，以此来证明他就像太太说的那样糟糕，或者太太才是那个糟糕的人。他不再那么确定自己是谁，当然，他也不确定赛迪是谁。

> 如果你事事都错的话，很容易失去信心。

然而，有时候，赛迪的表现确实又符合他理想中的太太的形象，这让布拉德更加困惑。有一次，他正在工作，太太打来电话。赛迪听出来他有些沮丧，还特意询问他一天过得如何。晚上回家时，太太给了他一个惊喜，她不仅准备了烛光晚餐，还准备了一个并不知名的老电影碟片，这部电影正好是他几个月前提过的自己一直想看的。还有一次，布拉德的妈妈正在做术后康复，但当时正是他一年中工作最忙的时候，赛迪很关切地照顾了他的母亲，解决了他的后顾之忧。还有，他的两个朋友也常常询问什么时候还能一起出去吃晚餐，他们还怀念上次出去时，赛迪一直在讲着让人捧腹不止的搞笑故事。有时候，布拉德觉得自己和两个不同的女人生活在一起，他在想自己是不是糊涂了。

他当然不糊涂。事实上，边缘型人格障碍者有很多让我们爱的理由，如大部分边缘型人格障碍者本身和善大方。有一次做完手术，我与八位女性边缘型人格障碍者一起跑步，期间我随口调侃，说自己之前康复的时候丈夫都没有好好地做饭。结果接下来的一周，这个小组里的每个人都特意给我带来了自己烹制的食物。

就像布拉德一样，当边缘型人格障碍者对你展现关爱时，你很容易质疑自己之前因为他们吓人的行为而表现出的愤怒是否合理。或许你觉得自己根本不会判断人的性格，又或者你会受到别人的影响。当我给治疗师做培训时，常常发现针对边缘型人格障碍者的治疗师也会迷失，因为边缘型人格障碍者通常会反过来照顾他们。之后，他们会有一种不可抗拒的冲动，特别想要回报边缘型人格障碍者，但往往会用不恰当的方式。例如，我认识的一位治疗师，一次性借给自己的患者很大一笔钱；还有一位治疗师，在自己情绪低落的时候，给边缘型人格障碍者打电话排遣；我认识的第三位治疗师最终还收养了边缘型人格障碍者的女儿。所有这些行为，从专业角度来看，都备受质疑且违反职业道德，但治疗师并不认为这么做不道德。边缘型人格障碍者的典型行为会让一些治疗师迷失自己。

在极端情况下交替出现的行为可能会让你失衡，让你对适度及规则意识妥协。

　　你也许有过类似的经历，发现自己正试图挽救边缘型人格障碍者。与赛迪度过了一段美妙的时光后，布拉德突然意识到自己竟然在为太太尚未清晰的事业开具支票，因为资金短缺，他只能从退休账户中提取一部分。结婚几个月以来，布拉德发现赛迪的大姐尽管发誓不再帮助妹妹，却仍然支持了她好几年，以防她有任何经济上的灾难发生。为了减轻自己的压力、缓解心理的疲惫，赛迪的妈妈也会严格遵守医生的叮嘱，但如果女儿半夜给自己打来电话且一小时打三四次，她就再也无法忍受电话响个不停，而这些事情往往都是家常便饭。关爱边缘型人格障碍者的人通常都会为患者付出金钱、时间，提供支持以及自己的关心，这常常让人疲惫。有时他们也会觉得再也无法忍受这段关系。许多边缘型人格障碍者都失去了生活中大部分甚至是全部的亲朋好友。他们的社会和家庭圈子似乎配有一扇"旋转门"，人们一次又一次地从这扇门退出然后重新返回。

　　或许你会熟悉某些场景，例如你和一位患有边缘型人格障碍的亲人同在一个房间，两人都在享受着美妙的时光，房间里充满欢笑，你们彼此分享想法、互相理解。然后，你的亲人，假设是你哥哥，起身回家了。而此时，你仍然沉浸在美好的回忆中。突然，如几个小时之后，你接到了哥哥的电话，他愤怒地重复着一连串你刚说过的话，称这些话深深地伤害了他。你完全懵住了，你开始想，刚刚你们俩确实在同一个房间吗？你是否注意过整个场景？你难道没注意刚刚哥哥很难过吗？毫无疑问，你陷入了迷茫。你可能感到生气、受伤害、困惑乃至愧疚。之后情绪指引你做出了反应，你或许会大吼着挂掉电话，又或许委婉地告诉哥哥你们需要给彼此一点时间和空间。

　　然而，这只会让事情变得更糟，你哥哥之后会不断打来电话，在电话里有时咒骂和威胁，有时倾诉委屈和困惑，当然更多的情况是直接挂断。不久之后，你就很少再理会哥哥。

再接下来，你哥哥因为过量服药被送进了精神病医院。就因为你对他不理不睬，他竟然选择自杀。你感到特别后悔和愧疚，并发誓再也不会抛弃他了。

当然，这个保证几乎不可能兑现，几星期以后，你又会"伤害"他，而他也还会打来电话。

就像布拉德一样，你开始觉得自己做什么都是错的。现在你开始时不时担心，也许下一次你惹哥哥不高兴了，他可能又要自杀。你开始感到不满，这段关系就像悠悠球一样反复摇摆，一边是对关系失控的绝望，一边是期待好转的希望。许多关爱边缘型人格障碍者的人都会时不时觉得自己内心失衡。

这一系列事件几乎会发生在每一位和边缘型人格障碍者亲密接触的人身上，无论是治疗师、家人还是朋友。你们的关系从终止到重新开始，继而再次终止。

在与边缘型人格障碍者亲密接触时，你可能会觉得毫无方向，迷茫无助，因为除了被动地做出反应以外，你什么也做不了。你从一个极端走到另一个极端——试着保证不让你所爱的人难过，又用尽一切办法逃离他。你感觉自己可能陷入了激流，不确定对方让你沮丧的行为什么时候能停下来，也不知道对方最终会带你走向哪里。

> 当你所爱的人做出那些需要关注的行为时，你可能会丧失自我决定的意识，因为你需要用全部时间来应对他的行为。

同时，由于自我迷失，你们的关系也可能变得非常紧张。你很清楚，与边缘型人格障碍者相处时，需要的不只是保持安静与陪伴。此外，你可能需要具备高度专注的反应能力，如应对突如其来的指责的能力，或是在缺乏英雄胆色的我们心中呼唤独行侠的愿望。

同时，你还知道，有时候，边缘型人格障碍者的情绪就像龙卷风一样，他们会突然发力，聚集能量，造成破坏性的结果。他们的情绪转变得很快，我们很难跟上这种变化。这是位于混乱中心的情绪，由于边缘型人格障碍者通常不能控制自己的情绪，因此也不能很好地管理他们的行为。他们在做大部分事情的时候，不管是冲动的决定，还是突然爆发的愤怒，或是反复无常，都是旨在尝试处理失控、压抑的情绪。事实上，你只能选择要么接受行为，要么处理问题。因此很多人说，与情绪敏感的人相处时要记得保护好自己。他们被指责为充满愤怒（有时候确实是）、不可预测（通常如此）、善变（他们确实如此）。因此，好像保护好自己确实很重要，但同时，你也要了解，他们极端的情绪和由此产生的行为通常不是为了故意摧毁一段关系、制造问题或者毁掉别人的生活。

了解他们的情绪和行为的来源比单纯地保护自己更有意义。我们在缺乏知识、想不到好的替代办法时，往往会感觉结束这段关系好像是唯一的办法。本书会告诉你怎样的行为特质会被诊断为边缘型人格障碍。接受教育是让每个人在一段关系中保持平衡的唯一方法。

> 当你厌倦了不愉快的意外时，很容易就会失去自己的同情心。

边缘型人格障碍意味着什么

这个问题有些难以回答，大多数人都知道"抑郁"或"精神分裂症"意味着什么。先把"边缘"（Borderline）这个词拿出来单看，这个英文单词出现于 20 世纪初，它表示边缘型人格障碍这种心理问题处于神经症和精神病这两大类精神问题的诊断范围之间。即便你觉得针对这种心理问题的处理和诊断方法都很诡异，但这个词与你对你所爱的人的理解却毫不相关。至于"人格障碍"，你要理解，它是指你所爱的人会展现出基于性格的一种慢性行为模式，这种模式几乎会影响包括心情、行为及关系在内的所有事情。

具体来说，如果查阅《精神疾病诊断与统计手册》（*Diagnostic and Statistical Manual of Mental Disorders*，即大家熟知的 DSM-IV-TR，精神科医生和其他精神健康专家用来对边缘型人格障碍和其他心理问题进行诊断的手册），你能看到其中列出的九大诊断标准，包括自杀式行为、自我伤害行为、精神失常行为以及避免被抛弃的各种行为。这些标准往往复杂且难以查证。很多精神健康专家发现用这些标准来诊断心理问题非常具有挑战性，因为它们对应的范围太宽泛，而且这种心理问题可能会以各种不同的方式出现。

或许你所爱的人具备的善变、冲动、情绪化的这些特质很常见，我们也在本章中讨论过。但是如果他们时常看起来麻木、毫无情绪，他们就极有可能是患上了边缘型人格障碍。有些边缘型人格障碍者是很好的父母和朋友，却无法正常工作；有的人会酗酒和服药，进而无法正常生活。不幸的是，我并不认为《精神疾病诊断与统计手册》里的标准能够让人轻易看出这些人都遭受着同样的困扰。

同时，我认为《精神疾病诊断与统计手册》中的陈述让边缘型人格障碍听起来不可治愈，还会因诊断结果使患者更加沮丧。给赛迪诊治的精神科医生让布拉德感觉更糟糕就是一个很好的例子。

玛莎·莱恩汉博士是辩证行为疗法的创始人，同时我也运用这种疗法诊治边缘型人格障碍者。莱恩汉博士认为，应有一个更好的途径来弄清这种心理问题的机理。因此她把诊断结果重新分成五个领域的失调症状。她发现边缘型人格障碍者无法进行自我调节的五种不同的方式，包括他们的行为、情绪、想法及别人的做法。将诊断"症状"分成行为的小类别，这种做法让我们所爱的人，或者很多从表面行为无法判断出其患病的边缘型人格障碍者看起来可以理解，更重要的是，可以被治疗。

熟悉这些分类之后，你也能更轻松地理解为什么自己总会在一段关系中迷失，同时也会理解为什么你一边在决定做什么来改善关系，另一边又在质疑为何保持一段良好的关系会这么难。

读到下文描述的五个分类时，想想你是否在你所爱的人身上看到了这些问题。你不需要做任何诊断，也不用做判断，只需观察你所爱的人的行为。与你所爱的人保持一定的距离，观察他们的行为，就像你在看电视一样。也许你会被重新卷入痛苦的事件中。如果你爱的人的行为看起来符合这些分类，请尽量不要打断或责备他们。相反，请尝试着注意他们的行为模式，这是重新获得平衡以及"不迷失"的第一步。

极度敏感和极其易变的情绪

吉尔（Jill）每天早上醒来都对自己说："今天我不会再有过激反应了。"她下楼，给孩子们做好早餐，不过她很快就发现，孩子们没有快速做好准备，接下来吉尔生气了。她在学校和其中一个孩子的老师交谈了一会儿。老师说她女儿对阅读课好像学得有些吃力，吉尔觉得很抱歉，认为都是自己的错。她既羞愧又内疚，感觉必须做点什么让自己好起来。她在当地的商场买了几件打折的衣服，到家后，当意识到花销了多少时，她顿时觉得很受伤，她不停地对自己说："傻瓜，真没用。"吉尔打开电视，但在看脱口秀的时候她竟然哭了，于是她拿出一瓶伏特加，她觉得只有喝一杯才能让自己感觉好一些……

像吉尔一样，患有情绪失调的人总是受制于高度灵敏的情绪系统。我知道，你一定觉得自己也对情绪束手无策，每个人都会感觉不愉快。

情绪失调就像是喝一杯煮沸的咖啡一样，但别人能感受到的只是温热。当你觉得只是生气时，情绪失调的人通常会立刻感到愤怒。某人对你可能只是有些吸引力，但患有边缘型人格障碍的人会对其无法抗拒。而那些仅仅让你感到有点尴尬的事情，则会让情绪失调的人匆忙逃开，甚至需要喝五杯波旁威士忌来消除巨大的羞耻感。

情绪失调是边缘型人格障碍者首要的失调区域，对此你并不会惊讶。事实上，另外四项失调的区域要么源于边缘型人格障碍者快速变化而极端的情绪，要么源于试图缓解和逃避情绪的行为。

我指的边缘型人格障碍者有"快速"变化的情绪，是说它们来得快，变得也快。你可能通常不知道是什么触发了你所爱的人的情绪，因为触发点可能很微妙且不易被察觉。你的妻子或姐夫可能在很短的时间内从开怀大笑变得充满羞愧，继而又转为生气和悲伤。我说他们情绪"极端"，是指他们的情绪通常非常激烈。更进一步来说，他们的情绪不可预测。

麦克（Mike）正准备去参加嫂子举办的一个晚餐聚会，他很真诚地致谢，感谢她的邀请。突然，他的太太赛迪变得很沮丧，好像受到了侮辱似的。麦克僵在原地，他想，难道感谢邀请人不是好的礼仪吗？他尴尬地重组思绪，表示自己不太理解赛迪的反应。赛迪变得更加生气了，并指责麦克不理解自己。麦克越来越慌张，脑子飞快地转着，想着要说些什么才不至于让赛迪在亲朋好友面前彻底崩溃。

离开聚会时，麦克感觉很糟糕，他责备自己说"错"了话，然后又在心里责备赛迪。此时赛迪的激烈反应是我们所说的"情绪不稳定"。

你会从经验中得知，"不可预测"就是对情绪不稳定的很好解读。当某人有快速变化的极端情绪反应时，你永远不知道接下来需要以什么样的具体行为来应对。也许在其他时候，麦克对赛迪最初的愤怒显示出的困惑可能不会引发后者更强烈的愤怒，但是会立刻引发她的自我厌恶感和羞愧感，因为她会立刻意识到自己又做错了事。

羞愧感，是边缘型人格障碍者的"头号敌人"。在他们从外部体验过无效的情感经历后，羞愧只会从其自身内部强化这种无效。如果你所爱的人过了二十几岁，你会在他们身上发现一种令人困惑的羞耻感和情绪化：通过不断"学习"，你所爱的人似乎失去了感情。年轻时，他们快速极端的情绪可能会带来重复性的灾难结果：情绪敏感的人可能会失去关系，被踢出社交圈，被解雇。我曾经认识的一个人，她参加的酗酒匿名小组为了摆脱她，特意更换了开会的地址。经过一段时间后，边缘型人格障碍者认识到："情绪是坏东西，我不应该有情绪。"他们开始过度控制自己的情绪（年轻时，人们通常缺乏对情绪的控制能力）。当一件事可能会引发个体的情绪时，他却不会表露任何情绪。当然，问题是他暂时关闭或压抑了自己的情绪，最终这些情绪还会爆发，其结果通常会呈现为他们的情绪剧变。

这种情绪剧变对他人来说很不舒服，假若总要警惕某人的下一次情绪爆发，你可能会觉得自己失去了对生活的控制能力。每个人都能控制自己的情绪，而你所爱的人却不能，因此你总会批评他们。一旦你明白了情绪敏感只是一个特征，而非情绪缺陷，你就不会总觉得深陷自己所爱的人的情绪之中，你会觉得不再充满怨恨，不再怨恨他们不能像别人一样控制自己的情绪。

与人相处的问题

肖娜（Shauna）的妹妹正在上幼儿园的孩子生病了，于是妹妹取消了和肖娜的午餐约会。肖娜整晚睡不着觉，反复想妹妹是不是因为不想见她而编了一个理由，不久后她就哭了。尽管现在是凌晨 4 点，她还是给妹妹打了电话，妹妹接起电话来，肖娜一边哭一边大喊："你从来不是一个好妹妹，我也从来不是一个好姐姐，我讨厌你！"妹妹已经习惯了，她温柔地告诉肖娜，她是一个好姐姐，自己也在努力成为一个好妹妹，未来会更加努力。妹妹挂了电话，脑袋还没沾着枕头，肖娜又打过来电话。这次，妹妹有点急躁地告诉肖娜自己需要睡觉，没办法讲电话了。肖娜第三次打来电话的时候，妹妹一接起电话就指责了姐姐。肖娜又尝试打了一次，但妹妹把电话线切断，没有再接她的电话。

难怪《精神疾病诊断与统计手册》会将这些场景中呈现出来的问题归为人际混乱。边缘型人格障碍者确实在关系中挣扎，他们迫切地渴求关系，事实上，他们认为关系是世界上最重要的事物。人们的离开会让他们陷入深深的恐惧当中。而实际上也确实有人离开了他们，他们的担心并非毫无根据。

从表面上看，可能让人难以置信，因为他们的行为一直在驱使别人远离他们，然而，这通常是因为边缘型人格障碍者确实不清楚在一段关系中如何表现。情绪失调，再加上缺乏人际交往技能，一定会带来与人互动时的混乱。

当肖娜给妹妹打电话时，她的情绪反应过度了，她觉得被妹妹抛弃的感觉糟糕透了，因此她冲动地拿起电话。而此时大部分人都知道他们不会得到积极、有建设性的反馈。同样，她也缺乏人际交往的技能，例如肖娜可以告诉妹妹，说她取消计划时的语气让自己怀疑她并没有讲真话，这让自己很受伤。但她反而抨击妹妹不是自己想要的和期待中的妹妹。因此，她妹妹试图尽快结束通话（在安抚、生气和挂断电话的方法都用过之后）；而且我们可以据经验得知她们的对话应该不会顺畅。之后肖娜因为担心失去妹妹而害怕得要死，她既担心又惊恐，不停地打电话，但她并没有意识到，这样做会破坏她和妹妹的关系，使自己最害怕的事情发生，即妹妹可能会从她的生活中永远消失。

很多边缘型人格障碍者很难保住一份工作，却很少是因为有智力缺陷不能完成任务。当布莱德怀疑自己时，他的亲朋好友试着说服他其实是赛迪在利用他。对于接连失去工作的人而言，他们的亲属会批评他们不负责任、懒惰、爱摆布人，并且宁愿接受别人的经济支持也不愿承担成年人应负的责任。实际上，他们是欠缺人际交往的技巧，这些技巧能帮助他们在富有成效的工作中处理好各种关系。如果你能了解自己所爱的人也欠缺这样的技巧，同时又常常情绪失调，两者结合给他们带来巨大的灾难，你可能就能停止评判，而这些评判只会使你们产生更严重的分歧。

已知危险，仍冲动行事

琳达（Linda）今天度过了糟糕的一天。她有偏头痛，早晨在床上醒来后，她就跑到急诊室求助医生，却一等就是四个小时。护士对她很粗鲁，琳达感觉医院的工作人员对待自己像对待一个罪人一样。所以还没获得自己需要的帮助，她就离开了医院，转而走进附近的一家赌场。琳达把身上所有的钱都输光后，又在扑克桌旁的自助取款机上取了一些，后来也都输光了。她租了一间酒店房间，要了一瓶波旁威士忌，吞下了装在钱包里的所有药片。她开始大声地自言自语，引来了酒店的经理，结果琳达再次被带到了急诊室，不过这次是被绑过去的。

乔（Joe）和经理发生了争执，他回到自己的工位上，却由于太生气而没有办法集中精力。结果他辞去了工作。当乔坐进汽车里的时候，才意识到刚刚发生了什么。他难以忍受羞愧感，便来到距他最近的桥上纵身跳了下去。

卡罗琳（Caroline）在读大学，她漂亮、聪明、有才华。但是，每到考试前她就非常焦虑。她会专门为了考试拼命学习，即使她已经知道了考试的范围，可焦虑程度也不断加重。就在考试之前，她用单刃剃须刀片割伤了自己四五次，这才使她的焦虑有所缓解。

如果这些故事听起来很熟悉，你应该知道第三项失调是边缘型人格障碍者的亲朋好友最害怕的，它叫作"行为失调"（behavioral dysregulation），这会导致边缘型人格障碍者重复做出冲动的行为，而且他们并不能从负面的结果中吸取任何教训。有时，明明知道有危险，他们也会不假思索地行动。偶尔他们会停下来想一想，但最终还是会付诸行动。这些冲动的行为最终可能会导致你爱的人住院、被监禁、无家可归或身无分文。

冲动行事

也许你所爱的人辞去了工作、结束了一段关系、大吃大喝后洗胃、酗酒、偷窃、逃跑或做了一些其他冲动的事情，这些都是行为失调的表现。这些行为通常会让当事人感觉好一些，至少可以缓解紧张的情绪。在做出这些行为的过程中，你所爱的人能够免受消极情绪的困扰，获得解脱。然而，解脱只是暂时的，他们的良好感觉只能维持片刻，之后，冲动行为会引发新的痛苦情绪：通常是羞愧和内疚感。她需要消除情绪，随后开启一个新的情绪循环。边缘型人格障碍者渴求消除痛苦的情绪。他们往往借助能够给身体或精神带来改变的手段进行排遣。同理，这些手段也包括自我毁灭行为，如割伤以及下文将提到的其他形式的自我伤害。

边缘型人格障碍者看起来就像失去了判断能力一样，尤其是在他们的情绪极其激动的时候。在某种情况下，与其说他们做出了冲动的决定，倒不如将其理解成他们在情感胁迫下做出了糟糕的决策。患有边缘型人格障碍的人有时可能会寻求一段不理智的恋爱（如与在酒吧遇到的陌生人回家），大手大脚花很多钱，即兴旅行，指责老板或其他权威人物，深夜打电话，离家出走等。不管他们脑中蹦出什么想法（有时候可能都称不上想法），将其付诸行动都有助于缓解他们正在忍受的消极情绪。因为冲动的行为随着时间的流逝确实能够缓解情绪，因此冲动行事成了边缘型人格障碍者应对情绪时的自动反应。患有边缘型人格障碍的人在还没有完全体会痛苦的情绪，也没有做出清晰的判断的时候，就会全身心地投入在做出冲动的行为当中。

冲动行为就是我们所说的"负面强化"，行为结果能够关闭负面情绪。人们常说，这往往是由于边缘型人格障碍者不会从错误中吸取教训而导致的，其实并不是这样的。问题在于要么是冲动行为关闭负面情绪本身比做决定更迅速，要么摆脱消极情绪的渴求比其他任何需求来得都更强烈。如果你记得，这些冲动行为也是有目的性的。

不幸的是，当你在观察、被影响，以及害怕你的行为会给你所爱的人带来巨大的麻烦时，你最终可能会感到很无助并迷失在混乱中。你想理解并帮助他们，但你的配偶或兄弟姐妹却不停地自我伤害。辩证行为疗法（DBT）能够帮助边缘型人格障碍者掌握一些必要的技能，让他们按照自己的意愿行动。同时，你也能做一些让自己感觉更好的事情，关于这一部分内容在后面的章节中将有详细描述。

自杀倾向及其他形式的自我伤害

边缘型人格障碍者会多次尝试自杀，这着实是一个令人震惊的事实。他们也有不以自杀为目的的自我伤害行为（如割伤、抓伤、烧伤、扎针等）。这些行为非常恐怖，所以对于爱他们的人来说，需要了解边缘型人格障碍会让一些人产生非自杀目的的自我伤害，但这并不意味着他们不会尝试自杀。近年来非常盛行的一种说法是边缘型人格障碍者不会自杀，他们只是"操纵"别人或"演戏"而已，但并不会真的去死。但事实上，有 10% 左右的边缘型人格障碍者确实会自杀（自杀是他们的一大危险，那些割伤自己的人中有 11% 最终也自杀身亡）。这是你必须面对的一个事实，我们将在第 12 章中讨论这个话题。现在，你也许会理解为什么边缘型人格障碍者普遍都会冲动行事。

自我伤害是另一项失调区域，因为它能缓解主要区域的情绪失调。有时候某些事件对于边缘型人格障碍者来说，会触发其难以忍受的情绪。这些情绪一直累积，直到边缘型人格障碍者认为她可能会痛苦地爆发为止。边缘型人格障碍者可能最终会相信自杀是能够消除痛苦情绪的唯一途径。有时候只是幻想自杀（或死亡）就能够让紧张的情绪缓解。事实上，有研究数据表明，自杀式行为（包含想象死亡），能够缓解身心状态。同样，其他的自我伤害行为也能起到同样的效果。这些行为能够平复紧张的情绪，当然，这对所有人都适用。由于不断增强的情绪敏感度，边缘型人格障碍者更需要通过做出自我伤害行为来使自己解脱，而且在很多情况下他们缺乏缓解情绪的有效方法和技巧。

> 自杀确实会发生在边缘型人格障碍者身上。出现过割伤自己和其他自我伤害行为的边缘型人格障碍者往往都没有自杀倾向。

有时，人们借助自杀或自我伤害行为来阻止令他们痛苦的情绪出现。如果我们所爱的人学会了采取这样的行动，这几乎会成为他们的自动反应：遇上事情，不假思索地立刻采取自杀或自我伤害行为。伤害自己看起来实在是太离奇了。大部分人都能够理解人对停止忍受痛苦的渴求，但如果某人一遇到事情，甚至在还没有体验到事件带来的痛苦的时候，就进行自我伤害，就实在是难以理解了。因此了解你所爱的人的内心体验显得非常重要，如果你观察这些行为，尝试通过用自己独特又典型的内心体验来解读的话，你就会感到自己漂浮在某种超越现实的世界中。

当你试着理解你所爱的人的自杀式行为时，还有一件尤其重要的事情，就是避免评判他们的行为，说他们是为了操控你或别人。有时候边缘型人格障碍者（或其他病患）确实想用自杀来得到别人的回应，但是他们自己却并没有意识到。即使他们知道，通常也不会这样做来获得你的同情。请记住他们的行为多是由于冲动所致，另外，如果你所爱的人缺乏人际交往技巧，她也就无法找到更多的办法来减轻自己的痛苦。

几周前，我的一位患者在家里孤独无聊，觉得自己很空虚，被妈妈忽略了，而她的妈妈当时正在照看一个需要特殊照顾的患病儿童。我的患者好几次深深地割伤自己的腿，最后被送进了当地的急诊室。当我们谈到她的行为时，她说割伤自己是为了减轻空虚的感觉，而且她也想告诉妈妈，她自己也需要得到关注。

我的另一位患者认为丈夫总是批评自己，我们在聊到她自杀的行为时发现，在她过量用药后，丈夫在一段时间之内就不会再批评她。通过伤害自己来停止被批评并不是她真正的本意，但是她的这种行为能够改变丈夫的行为。不过这往往很难被理解。大多数人很难理解某个人会采取某种方式来引发一种相应的反应这种做法，但他们往往并非故意尝试去引发这种反应。然而，所有的动物都会这么做。如果一个孩子今天生病在家，你给了他最喜欢的食物，很有可能他生病的概率会增加。然而，他并没有想："如果我今天在家的话，妈妈就会给我冰淇淋。"但是他生病的次数会越来越多。如果每次我丈夫完成一项家庭修缮工作，我都陪他去看一场电影（他很喜欢看电影），他就会开始频繁地完成家里的修缮工作，他可能并没有意识到自己完成工作是为了看喜欢的电影，但这些工作确实都完成了。

重要的是要了解，自我伤害行为是通过学习得来的。自杀不是我们与生俱来的行为反应。你爱的人不知是如何得知自杀或自我伤害行为对她来说是有帮助的。有可能这样的行为可以管理情绪（就像割伤自己来赶走无聊的边缘型人格障碍者），或者能够影响他人的行为达到自己预期的效果（就像那位女士的丈夫能够暂停对她的批评），或者可以阻止一个人"分神"（即抽离，我们将在后文中详述）。不管它有什么"好处"，你可能都会想到自我伤害是解决任何问题的良好途径。你可能一直在苦苦思索你所爱的人为什么要采取如此极端的行为，在你看来，这是很糟糕的解决问题的办法。如果你知道自我伤害就像冲动地辞去工作或与陌生人亲密接触一样，仅仅是一种失调的行为，你心里就会平衡很多。好消息是，我们可以将习得的行为消除，用更健康的选择来代替消极的行为，这也是辩证行为疗法设定的目标之一。

丧失自我意识或自我失调

我曾经认识的一个人，竟然不知道自己喜欢巧克力味的还是香草味的冰淇淋。我带她到一个冰淇淋店里要了个冰淇淋球，可她竟然无法选择自己喜欢的口味的冰淇淋。我问："你喜欢什么味道？"她很诚恳地回答："我不知道。"对于大多数人来说，这种小事根本不需要考虑。边缘型人格障碍者通常不知道他们喜欢什么、他们的价值观是什么或自己是谁。

还有一些患者，他们的亲密关系通常只能维持很短的时间或很混乱，因为他们不知道自己在这段关系里需要什么，或者认为别人没有理由和自己保持这段关系。他们不知道自己需要什么模式，甚至很多时候不确定自己的性取向。无聊时，他们希望别人能够填补自己的空白，然而又总是在挣扎，他们甚至会觉得除了无聊，自己不配拥有任何东西。我的一位患者曾经描述自己就像底部破了洞的桶一样，除了无聊，毫无生趣。

> 没有个人偏好意识的人怎样才能开始真正明白自己到底是谁呢？

大部分人或多或少对于我们是谁，以及我们在世界中的位置都有一定的认知。我们有自己的角色和价值观，我们知道自己喜欢什么、不喜欢什么，并有自己的梦想和目标。但边缘型人格障碍者不知道自己是谁。在某个特定时间点，他们甚至无法明确自己的体验是怎样的，如身体的感觉、他们的想法和兴趣。他们经常很严厉地评判自己，并努力为未来制定切实可行的目标。他们并不知道自己的价值观和喜好。

不知道自己是谁是边缘型人格障碍者极端情绪的一个"副产品"。正在经历紧张情绪的人大部分时间都无法关注自己的内心体验，而是根据情境做出相应的行为。这就像试图在飓风中读取道路标志一样。道路标志不停地旋转，你明知道它是一个路标，但却不清楚路标的内容。边缘型人格障碍者知道应该有价值观和喜好，但因为情绪的干扰，无法读取它们。由于他们无法认清自己是谁，因此他们会感到迷失和空虚，这进一步加剧了他们的羞愧感，如此往复，进入恶性循环。

那位不知道自己喜欢什么口味的冰淇淋的女士，因为缺乏自我意识，做了冲动的决定：她没有核心信念、价值观或个人偏好来指导自己的行为，也因此就像很多患有边缘型人格障碍的人一样，她认为别人没有理由和自己维持一段关系，她不知道自己的价值在哪里。当然，这也影响了她的关系的稳定性，而这让她更加情绪化，做出更冲动的决定，不停地猜测别人为什么要和她在一起。

他们可能在想什么

你可能会不停地问你所爱的人："你在想什么？"莫名其妙的行为、情绪化的行为反应、人际交往的失败以及一系列关于"自己是谁"的质疑都让旁观者对边缘型人格障碍者的生活方式目瞪口呆。但事实上，你所爱的人可能与你想象中的根本就不一样。最后一项失调区域是我们所说的"认知失调"。就像其他的失调区域一样，这类失调也因人而异，在不同的情况下会产生不同的形式。

无法集中注意力

认知失调的人很难掌控自己的注意力。因为情绪会干扰每个人集中注意力的能力，边缘型人格障碍者强烈的情绪让他们很难集中注意力。想象一下你自己处于真正情绪化的状态时，也许你会尝试与人交谈或看电视，但你既不能聚焦在谈话中也不能专心于电视节目上，因为情绪妨碍了你集中注意力。

有些（并非全部）边缘型人格障碍者可能会产生我们所说的"抽离"（dissociating）行为。关于"抽离"，有很多科学的描述，但是你可以把它简单地想成"分神"。如果你开车回到家，但突然意识到自己根本想不起来开车的过程，甚至不记得是怎么到家的，这就算较低程度的分神。我们都会有某种程度的分神。

经常分神的人在遇到引发激烈情绪的触发事件时，如谈论痛苦的事情或到达一个引发痛苦事件回忆的地点都会分神。

边缘型人格障碍者有时把抽离描述成"关闭"，有时你可能会看到你爱的人正在分神，因为她变得沉默寡言、身体僵直、声音低沉，你感觉她人在心不在。有时候，这样的抽离很微妙，你甚至都注意不到。像割伤和自我伤害行为一样，抽离也能够缓解激烈的情绪，它就犹如在痛苦的情绪和你所爱的人之间筑起的一道墙。但问题在于，这种隔离是暂时的，你所爱的人并没有体验到情绪的过程，而在生活中我们都需要体验各种情绪。

疑神疑鬼

边缘型人格障碍者总会有胡乱猜疑的时候。通常这种猜疑都被包裹在极端情绪和人际关系混乱的外壳中。不管你是否打算离开，你所爱的人或许总觉得你要离开他。这种想法让他更加情绪化，更加恐慌，并使他不断说服自己你确实要离开，这将导致他反复确认你的行为就是预示着你要离开。当然，你并没有这样想过，却被你所爱的人不停地怀疑你有这样讨厌的计划。你觉得这样的指责很不公平，消极情绪也随之而来，结果，你所爱的人反而说这就是你要离开的"证据"。如此循环往复。事实上你已经开始怀疑，这个人这么不相信你或你们的关系，自己为什么还要和他在一起。若继续这样思考，你可能会让自己迷失。边缘型人格障碍者在受到逼迫时，会质疑或害怕别人的离开会让自己感觉与现实脱离。你可能开始担心你所爱的人是患上了精神病（如精神分裂症）。但一旦引发猜疑的触发事件结束（如家庭团聚结束），猜疑也会随之消失；或者生活中的刺激物减少，猜疑也会随着减少。通常这会让你获释一段时间，但你可能仍然会担心下一段经历。重要的是记住边缘型人格障碍者持续疑神疑鬼的时间很短，并且都是由压力所引发的。你所爱的人在压力状态下产生的激烈情绪可能会让他过度猜疑。

所有的行为模式是如何关联的

现在，你也许可以看到五项失调区域是如何互相影响并产生让人难以理解的行为的。你可以考虑一下，你所爱的人或许不是故意"发疯"，而只是想引起你的注意，但结果却被情绪的过山车带跑了。强烈的情绪感知以及不知道如何正确采取行动，导致了他们做出绝望的行为，他们往往会以此减轻自身的痛苦，结果却让深爱他们的人感到害怕，被公司辞退，被爱人抛弃。

不能集中注意力，同时无法从错误中吸取教训让边缘型人格障碍者总是预测自己会受伤害，结果导致其被抛弃，使自我预言成了现实。被抛弃带来了更多的痛苦，也让边缘型人格障碍者更加确信自己毫无价值。因为缺乏自我意识，边缘型人格障碍者总在尝试改变，如试着换新的伴侣、新的工作、新的朋友，以此确定有没有适合自己交往的人，这也能帮助他们确认自己到底是谁。这个循环很明显具有毁灭性，但因为边缘型人格障碍者不知道是什么造成了这样的行为，所以这个循环也很难被打破。辩证行为疗法能够帮助他们了解正在发生的事情，并开始约束他们的情绪以及后续的行为。根据你对五项失调区域的理解，采用一些疗法的指导原则，用新的方式对自己所爱的人进行回馈，都会帮助你重新获得平衡，找到维护一段关系的办法。

第 2 章

是什么让人如此情绪化

边缘型人格障碍病症非常复杂，其核心是情绪问题。但是，超级敏感的情绪系统会衍生出很多问题，它涉及日常生活的方方面面。因为无法管理情绪，所以边缘型人格障碍者的人际关系总是很不稳定。他们的行动欠缺思考，即便他们偶尔有所考虑，也无法找到有效的做事方式。他们无法集中注意力，有时会有些偏执。他们不了解自己，不知道该如何说、如何做，不清楚事实是怎样的，以及自己该怎样对事实做出解释。别人自然很难预测他们的言行，不知道什么时候他们的言行会变得激进或因为某些事情突然崩溃。极度痛苦，以及其他失控的情绪给他们带来了无所不在的生活难题，结果往往就是其生活变成一团乱麻。

为什么会这样？你爱的人难道不能控制自己的情绪，赶走生活中的混乱吗？

事实上，确实没那么简单。边缘型人格障碍者的情绪极其脆弱，就像有些人生来就是红头发、黑皮肤，或者生来就有音乐、运动或数学方面的天赋一样，他们脆弱的情感也与生俱来。就像无法改变眼睛的颜色或者替换失聪的耳朵一样，他们也无法关闭情绪的按钮。随着年龄的增长，他们内置的情绪敏感性不仅会带来内心的伤痛，也会使他们遭遇其他人的诸多不耐烦甚至怀疑。通过阅读本章的内容，我们会发现，其中的原因是他们缺乏许多技能，而这些技能恰恰是我们在成长过程中无意识地掌握的。

幸运的是，他们仍然可以通过学习获得这些技能，这也正是辩证行为疗法的关注点。如你所见，辩证行为疗法认为边缘型人格障碍者很难控制自己的情绪。事实上，通常情况还会更糟，因为总有人提醒边缘型人格障碍者他们在"犯错误"，这使他们产生了痛苦的情绪。辩证行为疗法提供了具体的技能，可以帮助边缘型人格障碍者保持良好的关系、承受痛苦、渡过危机，以及学习如何把情绪当作一个重要的工具来使用。如果你所爱的人正在接受辩证行为疗法的治疗，接下来，你会发现，他们开始控制情绪。假若她没有接受治疗，通过阅读本书，你也可以帮助她远离情绪旋涡，而不是强迫她摆脱与生俱来的情感脆弱性，因为这对她来说几乎不可能。

> 告诉边缘型人格障碍者"控制情绪"只会增强他们的情绪，尤其是其羞愧感，他们认为这是最难以忍受的一种情绪。

内置的高度情绪化

边缘型人格障碍包含两个基本的因素和时机。第一个因素是内置的生理情感脆弱。想象一下我们经历内心情绪变化的过程。每个人生来都有在某种程度上感知情绪的能力。或许你不习惯以这种方式看待情绪，有人认为大家感受情绪的方式和程度都相同，并且觉得即使是情绪更加强烈的人也只是比周围的人少一些自我控制能力罢了。但是，科学研究告诉我们，每个人能够感知多少情绪，以及感知的频率并不是我们可以掌控的。关于新生儿如何应对医院婴儿室不同测试的观察结果告诉我们，个体在学习情绪管理之前就已经有了不同的情绪反应。在一个测验中，实验者用羽毛划过婴儿的鼻子，有些婴儿几乎没有情绪反应（他们一动不动），而有的婴儿则开始哭泣而且很难安抚。之后有强烈情绪反应的婴儿被认为是"对情绪刺激敏感者"，他们对能够激发情绪的经历有着更迅速、更强烈的反应。因此，从出生开始，显然我们已经拥有了不同的情绪体验模式。

想想你认识的孩子，你会发现很多对此理论的佐证。在孩子幼年时，我们已经开始描述孩子的情绪特质，我们认为有些孩子比较"挑剔"，有些孩子比较"随和"。父母对自己的孩子从出生第一天开始就表现出来的性格特质也经常瞠目结舌，小约翰尼和姐姐的表现竟然如此不同。我们真正要讨论的是孩子早期的情绪反应。

想想自己的家庭成员或密友，你也许能预测每个人对事物的情绪反应。例如，无论是谈论去哪里吃晚饭这样平常的事情，还是如何应对姑奶奶艾玛（Emma）日益恶化的阿尔茨海默病，辛迪（Cindy）总知道家庭会议将如何进行：通常，她的丈夫巴德（Bud）会平静地坐着，对任何事情都没有情绪反应，当被要求发言时，他则会给出经过深思熟虑的意见；精力旺盛的妹妹格鲁吉亚（Georgia）则会发笑，对严肃的发言也似乎没那么重视；妈妈在发生争吵的时候通常会离开房间；如果爸爸觉得有人不尊重他，就会非常生气。有些人表现出的情绪多样而强烈，有些人情绪则很少，有些人能保持情绪平衡，当产生同样一种情绪时，有些人感受强烈，而有些人则感受平和。

边缘型人格障碍者的情感脆弱，也就是说，他们就是婴儿室里被羽毛划过鼻子时有强烈反应的孩子。如果你和患有边缘型人格障碍的孩子一起长大，我确信，记忆中，这个孩子一定会被大家说"情绪化"。不幸的是，简单地形容其"情绪化"并不能帮助你理解边缘型人格障碍者或者和他们一起和谐地生活。但是，如果我们将这种情绪分开，就能更容易看出"情绪化"并不是真正的缺乏控制，而是三种独立的倾向，它们以不同的方式引起情绪反应。

情绪敏感：一根快速扣动扳机的手指

某天晚上，一位女士平静地走进我的办公室，脸上看不出任何明显的消极情绪。她说有问题想与我讨论。她试图搞清楚是否应该在学年的中期阶段辞去高中艺术课老师的工作。在讨论过程中，我试图帮助她弄清我们需要解决的问题：她是想放弃教书，还是不想教艺术课？在合同期内辞职的影响是什么？她对我很生气，我停下来，说自己是依据她的需要来提供帮助的，并试图回过头来再次确定问题到底是什么。我告诉她，我理解她的感受，理解在她的经历中有意义的而且看起来比较明智的部分，结果她更加生气了。我问是不是因为我不了解她的问题，她说不是。她生气反而是因为我在短时间里就弄清楚了她的问题，这让她觉得自己很蠢。我尝试着告诉她，旁观者有时候反而会比较容易弄清问题所在。而遇到问题的人确实有时不知道怎么做。之后她变得消沉、眼泪汪汪。看起来不管我做什么，我的反应都是错的，并且只会让她更加生气和难过。最后，我只好说："我不知道说什么好了，我想试着帮助你，给你一些希望，但看起来好像不见效。你希望我做什么来帮助你？"就在那一刻，她爆发了，她说她来就是想让我回答她一个问题，结果我并没有这么做。

从旁观者的角度来看，情绪敏感看起来就是这样。对大多人来说，只能激起很轻微的情绪甚至不会有任何情绪反应的事情，可能会引发边缘型人格障碍者很大的情绪反应。他们通常被人描述成"情感极易外露"或"太敏感"。他们对任何刺激都会产生情绪反应，无论是我们所说的消极情绪，诸如害怕、伤心、生气、羞愧、愧疚等，还是诸如高兴、幸福、慈爱等积极情绪。不管你所爱的人产生消极的还是积极的情绪反应，你对那个触发点却没有任何反应，这让你很难确定触发点到底是什么，也经常使你感到茫然。假若如此，或许你应该知道，你所爱的人和你一样，他们对自己的情绪也感到很迷茫。边缘型人格障碍者时常也不确定为什么会产生这样的情绪反应，但是他们会努力控制自己的情绪。你会真实地经历两种版本截然不同的故事：正在发生的事情与曾经发生的事情。

刚刚在我办公室发生的故事，是从我的角度展开的。当边缘型人格障碍者的情绪稳定之后，我们的谈话得以继续，她开始讲述自己眼里的故事。她比约定的时间来得早，我正在写邮件。她说自己早来了 5 分钟，我示意她坐下稍等，让我把邮件的内容写完。虽然我们在预约的时间之前已经开始了谈话，但她还是感觉到被严重伤害，她认为我竟然没有停止写邮件来跟她说话。她说，当被情绪侵袭时，她也不知道怎么回事，情绪越严重，越难控制，而且还带来了更强烈的情绪。

拥有此类经历的人并不能自主关闭这些"毫无意义"的情绪，理解这点非常重要。人们很容易相信，如果他们找不到触发自己的情绪的原因，其实就相当于没有原因，只要如实相告，他们应该很容易就能停止继续感知情绪。事实上并非如此。说不出情绪的触发因素不代表不存在这样的因素。

> 在理解了边缘型人格障碍者的情绪敏感之后，我们可以把边缘型人格障碍者想象成"原生态"的人，他们的情感神经末梢一旦外露，就很容易被情绪化的事情严重影响。

你是否有过这样的经历：你所爱的人因为某件事情很难过，而你完全不清楚原因是什么？我认识的一位先生，他这样描述自己的经历："我以为太太因为我回家晚了而生气，因为这是我进门后，她对我说的第一句话。但她开始不停地变换主题，最后她说自己也不知道为什么生气，但看起来她也被自己吓到了，之后她就开始崩溃，痛哭流涕。"

如果你曾经接触过边缘型人格障碍者，本来你们交流得很顺利，可是两个小时之后你接到了一个电话，对方说自己很苦恼，因为你刚刚做的事让她很难过，那么无疑你面对的便是其情绪敏感。有时候某个人当时看上去很好，有时确实很好，之后，当她回忆与你相处的片段时她就开始做出反应：也许是想到了你们的对话，也许是因为她打断了自己或你的行为，还有可能是因为她自己随后的反应。所有这些都可以是情绪敏感的一部分。情绪敏感让人对某个导火索做出反应，继而引发新的情绪反应。看起来，有时候他们的苦恼确实毫无理由。接下来，你开始困扰，继而对自己的经历产生怀疑，最终导致自己非常迷茫，我们在第 1章已经阐述过这些内容。随着时间的流逝，你会怀疑自己准备说的话或说过的话都会使对方产生不良反应，你开始斟酌传递给你爱的人的信息内容。事实上，如果你预想将要与你所爱的人讨论的事情能够激发他们的情绪反应，你可能会充满担忧。这将给你们双方都带来压力，时间一久，可能会摧毁这段关系。

- 边缘型人格障碍者无法改变自己感知情绪的方式。
- 你爱的人可能和你一样，对引发自己情绪的原因充满困惑。
- 没有引发强烈情绪的"合理原因"，并不表示能够轻易消除情绪。

情绪反应：强度过激

曾经，我的一位患者很容易被激发出强烈的情绪。她曾经接受过多种不同的治疗，治疗师都试图帮助她理解容易被情绪侵袭的原因。但过往的治疗师并没有找到核心的问题，因为她把任何事情都当成批评来应对。接受我的治疗时，她也一样对我很生气，而且会愤怒地离开。当然，生活中，她也会经历同样强烈的情绪反应。例如，生气继而愤怒地离开家，把丈夫和孩子晾在屋子里，之后自己胡乱开几个小时的车，考虑是不是应该自杀，等等。她在酒店订了三次房，服用过量的药物后喝下很多金酒（杜松子酒）。最终，他们的夫妻关系破裂，她搬回了父母家里，可还是遇到了同样的问题。后来，她离开父母家，但父母总担心她会自杀，这种担心毁掉了她们母女之间的关系，她的妈妈不久后就突然离世。现在我的患者很痛苦，因为她和家人没有了联系，而在妈妈去世时，她也与妈妈疏远了。羞愧与悲痛使她产生了更强烈的情绪反应。

像这位女士一样的人，不仅对导火索有敏感的情绪反应，他们的情绪也比普通人来得更猛烈。大多数人感受到的悲伤对他们来说就是无法抑制的绝望，生气也会变成极端的愤怒，尴尬则变成了羞辱。通常，情绪的强烈程度和表达方式因人而异：你所爱的人或许会好几天赖床不起，或许会在公众场合哭泣，或许会尖声大叫。这就是我们所说的情绪反应。

有时候，你可能会想：为什么自己觉得根本不值一提的事情，自己所爱的人却能小题大做？你质疑的其实是你所爱的人的反应。与情绪敏感一样，最终你也会受到极端情绪反应的影响。你打算如何回应？你应该离开你所爱的人吗？你会避免谈论或者做让你所爱的人难过的事情吗？你会担心她的反应吗？假若如此，就像我在第 1 章中讲的一样，你已经陷入了对你所爱的人的反应的担忧中，结果就是你可能会在这段关系中迷失。

从第 3 章开始，我会给出一些替代办法，以此缓解你不舒服的感觉，并且帮助你维持这段关系。但现在我们需要提醒自己，由于情绪具有敏感性，情绪反应既不是自我放纵，也不是有意"操纵他人"，认识这点非常有帮助。新的研究开始证明，边缘型人格障碍者之所以表现出我们所认为的强烈敏感性，是缘于他们较高的情绪基准线（emotional baseline）。这意味着如果情绪按照从 0 到 100 的等级来分，大部分人的情绪基准为 20，而边缘型人格障碍者的基准线则是 80。这意味着你所爱的人可能总是处于情绪激动的状态，因此很容易对各种事情产生或大或小的情绪反应。在某种情境中，普通人的情绪水准能从 20 上升到 30，但你所爱的人的情绪会从 80 上升到 90，此时她几乎已经处于情绪状态的顶峰。

情绪反应，从某种程度上来说，是经历糟糕事件后的结果。边缘型人格障碍者总是被拒绝，总是倾向于犯错，因此任何细小的能够提醒他们出错的事情都会使他们产生同样的情绪，尤其是深深的羞愧感和强烈的愤怒感，或者两者循环往复，即使眼前的情景不一定会带来如此强烈的情绪反应。

> 想象一下，如果我们的情绪总是烦躁不安，那我们的内心该有多难受。

我们再仔细看看边缘型人格障碍者的愤怒。人们对边缘型人格障碍者的典型看法是，他们有"愤怒症"，这代表他们的愤怒毫无缘由，他们根本不应该有这样的感觉。如果你没有找到激发情绪的原因，你或许会认为他们这样的情绪体验是完全"错误"的。毫无疑问，边缘型人格障碍者确实有易怒的问题。但是，我认为问题不在于他们是否体验了愤怒，而在于他们体验愤怒的程度以及给他们自身与爱他们的人带来的灾难性后果。

毕竟，我们都会体验愤怒，想想上次你遇到堵车而被耽误行程的情形，你是不是热血沸腾？还有上次你被不公平对待的时候呢？愤怒其实是一种带有某种功能的情绪，它可以帮助我们做出一些必要的改变，然而，当你所爱的人频繁地生气时，你就开始认为她根本不应该有这样的情绪，对任何人带着这样的期待都非常不公平。

因此，你所爱的人的愤怒体验并不是问题，问题在于情绪反应的程度。如果我的猫死了，但是上级主管走过来和我说一些麻木不仁的话，我一定会产生某种情绪，或许就是愤怒。但是边缘型人格障碍者可能会极端愤怒，或许他会诅咒这位主管，骂他是混蛋，之后失声大哭。

这些极端的情绪反应让边缘型人格障碍者很难与人相处。我们大多数人在面对极端情绪反应的时候也不会表现如常。对于突发事件，我们已经学会了期待某种程度的情绪反应，我们能够接受一定的个体差异，但如果有人的反应超出了我们的预期，我们就会感觉好像自己被人胁迫了一样。我们也许会思考，这个人希望我们做些事情来解决引发其情绪反应的问题吗？为什么这个人的做法背离了大众的做法？例如，即便老板对我们有些粗鲁，我们也不会大声尖叫；或者我们也不会由于一位陌生人找不到停车位而开始啜泣。我们绝不敢这样做。现实是，如果骂老板混蛋会给我们带来毁灭性的后果，边缘型人格障碍者就不得不承担这样的后果。你要提醒自己，你所爱的人产生情绪反应的时候并非故意失控或不解人意，他只是缺乏将与生俱来的高能量情绪引擎甩开的技能。

请试着用片刻的时间来体会自己深爱的人的经历：你的情绪之火随时会被点燃，你的情绪可能会失控。情绪失控大部分是由愤怒所导致的，你失去了朋友、家庭和人生目标。面对这些，最常见的结果是什么？你感觉很受挫，觉得自己"愚蠢"或"弱智"，而所有的损失和评判结果就是：你变得更情绪化。

这些都是在边缘型人格障碍者身上常常发生的事情，他们中大多数人都知道自己会情绪失控，由此产生更强烈的情绪——通常是羞愧与内疚。在原本愤怒的基础上衍生出来的情绪变得更加难以忍受，而由此产生的恐惧，又引发出一系列的情绪：可能是因为你不帮忙而生气，或者是无法用语言表达的其他原因。由于缺乏控制这些情绪的技巧，你所爱的人可能会失声痛哭，狂奔到某个地方，希望这些恼人的情绪能够被留在原地，再或者，就像我在第 1 章中描述的那样，做出类似于自我伤害的这种绝望举动来甩开这些情绪。而你，则留在原地，想着发生了什么事情。

- 你所爱的人的情绪剧烈且具有伤害性，并不代表这些情绪是"错误"的。
- 边缘型人格障碍者在反应过度时都不是故意失控的，他们只是不知道如何缓解这些生而强烈的情绪。

缓慢回归情绪基准线：不受欢迎的情绪

边缘型人格障碍者情绪脆弱的第三个方面的原因是他们在生理上回归情绪基准线的速度缓慢。他们会对普通事件产生强烈反应，这种反应让其他人崩溃，而且他们自己也需要很长一段时间才能恢复平静。与其他人相比，边缘型人格障碍者的情绪在其大脑中的作用时间更长。对于一个反应正常的人来说，情绪大约会在大脑中作用 12 秒，但证据显示这个时间在边缘型人格障碍者的大脑中要长 20%。那么，想象一种强烈的情绪，你需要多久才能平复？之后再把时间延长 20%。现在，在原始情绪消退之前，再想象另外一种情绪，让它在大脑里停留的时间长一些。

边缘型人格障碍者的情绪低落会维持很长一段时间。与此同时，边缘型人格障碍者会表现出难过，对别人说丧气的话，责怪自己和他人，或者表达出极端的绝望与自我厌恶。如果你是对方，你很自然就会心烦意乱，但我打赌，你一定知道，你做的任何反应包括不给予任何回应，都会把你所爱的人带到情绪的顶峰。

丽萨（Lisa）正在等约会对象来接她，但始终没等来对方，她感觉很受伤。妈妈进来的时候，丽萨蜷缩得像个球一样在沙发上哭泣。妈妈试图理解和安慰她，并告诉她自己理解被一个男人爽约确实会很沮丧。丽萨哭得更厉害了，她告诉妈妈自己就是理解不了为什么。她正试图平静下来时，爸爸进来了。丽萨又开始哭，但当爸爸说这个男人是个混蛋，根本配不上自己的女儿的时候，她又开始生气，竭力为男朋友辩护。事情好像看上去无法完结，无论她的父母做什么，都不能让她平静下来。

不幸的是，你并不能从表面上看到你所爱的人其实被你困在了一辆失控的情绪过山车上，而她原本并没打算要上去。你看到的只是自己无法帮助自己所爱的人的情形。有时候，人们会评判边缘型人格障碍者着实享受失控，不管你说了什么、做了什么，他们都可以让情绪的过山车随心所欲。在第 4 章中，我会讲述更多摆脱情绪过山车的办法，但是有时候为了让你所爱的人缓解情绪，缓慢地应对他们的反应是个不错的主意。就像我办公室里的那位女士，她认为自己听到的任何话语都像是批评，不管我说什么，她只会越来越沮丧，当我安静下来的时候，她反而开始觉得情绪逐渐消失了。

几周前，一位边缘型人格障碍者走进我的办公室，他说之前的谈话使他对我感到很生气，他一整周都在想着要么放弃治疗，要么结束自己的生命，因为他觉得自己在我面前表现得很疯狂。令我吃惊的是，这种情绪竟然困扰了他一周。我知道时间持续这么久的话，一定是情绪被重新点燃了。我在前文提到过，情绪会在大脑里逗留 12 秒，但如果情绪被重新点燃，则滞留的时间会更长。想象一下：你被人堵在路上，2 个小时以后，如果你大脑里还想着"那个混蛋，他怎么能那么做"并因此而愤怒，还是会对给你添堵的人很生气。或者，每次只要你看到一辆汽车，就算没发生任何事情，也还是会重新点燃你的愤怒之火。

通常，我们在处理愤怒时，总会想到让我们生气的人。我们都经历过对以往发生的事件的记忆重现再次让我们感到羞辱，并重新点燃愤怒之火的情况。我敢确信这位边缘型人格障碍者在一周内一定花了很多时间反复咀嚼我说的话，因为我们谈话时发生的事情而情绪激愤。事情的经过是这样的：因为某件事情（如交通拥堵）情绪飙升之后，你对加重自己情绪的想法和激发物（如"混蛋"或汽车）变得十分敏感，进而对"是他故意这么做的"或"找不到停车位"这样的事情也很敏感。我询问边缘型人格障碍者时，他可以口头上说自己这周并没有生我的气，但如果他真这么做了，会在几个小时之内持续生气。那周可能会发生很多激发他对我生气的事情。在疗程中，我给他留了一些需要完成的任务，每次只要他看到纸上的作业，他的愤怒之火就会被点燃。当他听到有人叫出我那普通得不能再普通的名字时，他的愤怒指数也会飙升。晚上，当他躺在床上的时候，他也会想自己为什么如此生我的气。因此激发事件有来自外部的，如听到别人提起我的名字或看到纸上的作业；也有来自内心的，如想到我或想到对治疗的记忆，所有这些在一周内都对他的情绪有影响。于是他的情绪逐渐变得不可忍受，他觉得自己不能再见我了，因为他无法忍受与我共处一室时自身难以抑制的情绪。

- 如果你认为"一般"的情绪体验就像波浪一样有起伏，那么边缘型人格障碍者的情绪就总处于高峰期。
- 持续受情绪困扰就像坐在一辆失控的火车上一样。边缘型人格障碍者也不想让火车继续前行，但他们不知道如何将其停下。

情感脆弱的伤害

这里我提议大家做一些事情，这将有助于你理解情感为何会如此脆弱。我们可以试着回忆自己生活中曾经非常不如意的时候，以及由此产生的诸多情绪。例如，几年前，我就职的公司快要倒闭了，我晚上睡不着觉，公司的每个人都很难过。我感觉自己已经到了崩溃的边缘，随后一位朋友去世了。这时我感觉自己的每一寸皮肤都被消极情绪填满，如果再有什么消极的事情发生，那我的情绪就要爆发了。我不想要任何同情或理解，因为我担心如果有人对我温言润语或表示理解，我马上就会崩溃。我变得极易发怒，对未来充满恐惧，也为朋友感到难过。我就像一块情绪的海绵。有一天，因为所有这些情绪，我的皮肤切实感受到了伤害，我意识到这就是边缘型人格障碍者在其生命中的每一天都要经历的。

因此，请想想自己所经历的持续时间最长、最糟糕的情绪体验，记住那时的体验和身体的感觉；记住情绪如何不断侵袭，层出不穷；记住没人理解你的糟糕的境况以及自己有多么情绪化的经历。现在告诉自己：这就是你所爱的人每时每刻的经历。

每次你对你所爱的人失去耐心的时候，你或许不大想回忆自己生命中最痛苦的时候，试试想想这个场景：陷入情绪脆弱的束缚就像是找不到车钥匙，而你又急切地想驾车离开，你必须离开，你开始到处找钥匙，简直快疯了，你不知道接下来需要做什么，所以你感觉自己快崩溃了。而这恰恰就是边缘型人格障碍者内心的想法。

事实上，边缘型人格障碍者的情绪很强烈，极容易被触发，而且情绪持续时间很长，这令他们十分痛苦。他们经常要想办法平复情绪。自我伤害、自杀未遂、酗酒、服药、暴饮暴食、清理肠胃，还有其他问题化的办法可以帮助他们快速地抑制情绪，带来一丝抚慰。也难怪边缘型人格障碍者会借助这些行为，它们确实起作用了！这些行为带来的伤害显而易见，可你所爱的人还是会这么做，这让你觉得不可思议。事实上，这些行为可以减轻他们当下的痛苦，让他们很难放弃这么做。

世界上有很多人都会情绪敏感，我们看电视的时候会哭泣、发笑，也会经历极度欢乐（情绪敏感的有利面）。由于我们可以体验别人的情绪，因此通常我们能够做到共情他人。但我们并不都是边缘型人格障碍者，因此情绪敏感并不是该病症的唯一指征，无效的环境（invalidating environment）是其另一指征。

无效的环境

如果把边缘型人格障碍比作一张处方，情感脆弱就是其中的第一个问题，而第二个问题便是无效的环境，时间则把这两部分内容混合在了一起。因此当我们谈论造成边缘型人格障碍者的无效环境时，主要是指一个人的成长环境。

关于"成长环境"这个解释让边缘型人格障碍者的家人总是叹气，他们认为，我判定是他们造成了其亲人（包括子女、配偶、兄弟姐妹）患上了边缘型人格障碍。其实我并没有做过这样的判断，你也不能这样说。因为与情绪敏感的人一起生活并不容易，父母、伴侣及兄弟姐妹都在尽自己最大的努力。你会看到，无效的环境其实包含很多方面。

没有人生来就知晓如何处理情绪。我们生来都会经历情绪，却没有与生俱来的处理情绪的能力。随着不断成长，我们会学习如何管理情绪，这是一个复杂的过程。我们身边的人会示范他们如何处理情绪——有些家庭成员会明确地告诉孩子如何处理，有些则不会。不太情绪化的孩子通常需要较少的指导，但是极度情绪化的孩子则需要学习如何处理他们的情绪。

出于种种原因，有些家庭并没有对孩子的需求做出回应，我们称之为"无效环境"。心理学对"无效环境"的定义是：在这样的环境中，孩子的反应被成年人视为不准确、不真实、不重要或病态的，而与孩子的行为实际上是否有效无关。这个定义堆砌了很多词，一些无效反应的例子如下所示。

孩子说他不喜欢绿豆时，父母回应说："你一定喜欢绿豆，每个人都喜欢绿豆。"

孩子带回家一张考了 98 分的卷子时，父母却说："你为什么没有得100 分，我知道你本可以考 100 分的。"

孩子说自己肚子饿了，父母回应说："你不饿，你刚刚才吃过东西。"

和朋友打完一架，孩子哭着跑回家，父母却说："你以后不要再与他做朋友了。"

上高中的十几岁孩子在学校度过了糟糕的一天，回到家之后，父母却告诉他："不要抱怨，现在是你生命中最好的阶段。"坦白说，如果你是这个孩子，你还愿意继续高中生活吗？

当你看到这些事例的时候，一定会默默发笑，又或许会讨厌听到别人这样说，但作为父母，我们或多或少都对孩子说过类似这样的话。当然，要造就"无效环境"，这些信息需要在孩子身边随时随地、每时每刻都出现。这种无效会在某种程度上引导孩子的个人经历。例如，在前文"孩子觉得饿"的例子中，如果孩子的肚子饿得"咕噜"作响，脑海里想着食物，嘴里分泌着唾液，她觉得自己是真的饿了，可此时身边的成年人却告诉她，她其实并不饿，如果她一次又一次被这样告知，她会开始不相信自己对饥饿的感觉。虽然饮食紊乱的原因更复杂，但这种关于饥饿的无效反馈也是造成饮食紊乱的一个因素。因此，这种无效是环境反馈与孩子的自身经历相悖，而且需要持续不断地出现。

在继续深入探讨之前，我想澄清一件事情：父母造成无效环境有时候并非出于恶意或冷漠，相反，有可能只是出于对孩子的关心和好意。我见过不少边缘型人格障碍者，他们父母的情绪其实要相对稳定很多。父母的出发点往往很好，他们只是不清楚自己情感脆弱的孩子到底需要什么。他们不理解为何孩子会情绪敏感、反应过激，以及情绪迟迟不能缓解，因此无法帮助自己的孩子管理情绪。当一个孩子在脾气性格上与父母相似的时候，情况尤其如此。

当然，家庭是孩子成长阶段非常重要的环境，但并不是唯一的影响因素。孩子也会被无效的学校环境强烈地影响：包括身处排斥他的小朋友身边，或者被无法了解他们真正需求的老师错误地引导。我们非常喜欢诸如任何时候个体都应该具备自立、自主、理性、逻辑思考以及管理好情绪的能力。但是对于一个情绪系统被高度管控的孩子来说，所有环境里的这些信息都会成为无效信息。

了解这些以后，我们来进一步谈谈你所爱的人可能身处的无效环境。

"契合度"到哪里去了

几十年前，亚力山大·汤马斯（Alexander Thomas）和史黛拉·翟斯（Stella Chess）曾大量地描写过关于家庭中的"契合度"。在我们看来，契合度好的家庭可以教孩子做出正确的行为并给予示范。这就要求孩子与照料者之间在情绪上有某些相似性。有时候，情绪极度敏感的孩子出生于家人情绪相对稳定的家庭，即使父母擅于调节自己的情绪，他们也无法教导孩子如何在情绪敏感的时候保持平静。

我和患者说，这就好像一只天鹅生在了鸭子的家庭一样，鸭子无法教天鹅怎么做一只天鹅，它们只能教授如何做一只鸭子。鸭子不见得比天鹅好，天鹅也不见得比鸭子好，它们只是不同而已。问题是天鹅感觉到了自己的不同，如果鸭子不首先承认这样的不同，对于天鹅来讲，学习如何做一只鸭子简直就是不可能的。

情绪敏感的孩子如果生在家人情绪稳定的家庭，他们从开始可能就察觉到了自己的不同。即便这个家庭可能没有意识到孩子的不同，或者即使知道孩子比较情绪化，但不知道如何应对，父母也会沿用原来的情绪水平来教育孩子。然而，他们却没有教更加情绪化的孩子如何去管理自己更强烈以及持久的情绪。他们只是对孩子的激烈情绪感到很惊讶或觉得很尴尬，这给孩子传达的信息就是自己不被父母接受。

如果你是边缘型人格障碍者的成年伴侣，你也许可以比他们的原生家庭提供更有效的反应环境。根据我的观察，边缘型人格障碍者经常通过运用外在条件来管理自己的情绪，也就是说，他们会倚仗他人帮忙来完成自己做不到的事情。因此，患有此病症的人通常都会爱上热情、有同情心的人，这些人最有可能使用本书中描述的策略来维持双方的关系，使二者共同长久地生活在一起并丰富生活的内容。

这里我想要传达的意思是，无论你是边缘型人格障碍者的父母还是成年伴侣，无效的环境并不是你用来摧毁孩子的，你也不必沉浸在无法为孩子做什么事情的愧疚中，又或者责备伴侣的家庭造成了你们现在所有挣扎的困境。

原生家庭可能会在无形中否认孩子的经历，或者尝试把孩子变成一个情绪上与她原本的样子大相径庭的人。我曾经的一位患者说自己没有遭受过严重的创伤，但是自己很冲动，而且有严重的自杀倾向，她并不爱自己的丈夫，并感觉生活几乎没有希望。她拥有极好的教育背景，人也很聪明。她说自己的无效环境是小时候父母让自己练习大提琴时形成的。当时，我有一大批（大约 15 位）边缘型人格障碍患者，说实话，对于她来说，其实我的回应也很无效，这缘于我也无法弄明白为什么拉大提琴对她来说是无效的环境。

最后，我只能问她拉大提琴难在哪里。边缘型人格障碍者非常清楚问题在哪里，她讨厌大提琴的样子和声音。孩子们都取笑她拉琴的样子，说她的腿中间夹了这么大一个乐器实在是好笑。所以她一点都不喜欢拉大提琴。但当她告诉父母时，父母说没关系，她应该好好学琴，因为他们已经给她交了学费，未来她要成为一名大提琴演奏家。因此她认为父母并不关心自己，她的愿望都不重要或无足轻重。

不过，随着我对她的了解不断深入，我意识到，到目前为止，她的生活不过是"拉大提琴"的延续，她被自己的父母、丈夫和身边的环境逼迫着做自己并不想做或不喜欢做的事情：她想当一位药剂师，可父母、丈夫和老师说她应该去上医学院，结果她被学校退学。她原本不想与现任丈夫结婚，可家人说她应该嫁给他。她的过往经历就是没有人听她说的话，自己的需求都被否认和忽略，她无力做出自己的决定。随着越来越年长，她一遇到别人告诉她要做什么事情，而这些事情是她不想做或不应该做的，她就会变得非常敏感。一想到要做被别人观察的事情，她就感到恐慌。因此，我们才会关系紧张，因为我总是让她做角色扮演，让她做自己不喜欢做的事情。结果，她一边维系着自己讨厌的婚姻关系并竭力保持工作，一边又悲观绝望，充满自杀的意愿。

永远不要让别人看到你哭

有时，人们发现很难忍受复杂多样的情绪，并且试图关闭这些情绪。这有很多原因：或许在被父母抚养长大的过程中个体发现表达情绪是件令人反感的事情，之后这种态度发生扭曲，这种反感包括了所有的情绪体验，而并不仅仅是情绪表达。试想一个这样的场景：孩子放学回家，因为考试成绩不好而情绪低落，可是爸妈却说她反应过度，叫她收起情绪，赶紧过来吃饭。她的行为不被理解，父母与她也没有任何深入的沟通。收起情绪就像别人拥有的一项神奇的功能一样，但是这个孩子却不具备。这种反应环境的结果就是孩子发展出了不切实际的解决问题的能力。

曾经我认识一个十几岁的孩子，她长相漂亮，家庭富有。她的父母都很好看，姐姐是时装模特。她觉得自己是家里最难看的人，妈妈总是批评她吃的东西，还有她的打扮，说她不如姐姐，这些又加深了她对自己的否定。于是，这个孩子决定去学习打网球，一整个夏天她都在上课。她非常享受这个过程，但在第一次比赛的当天她变得非常焦虑和紧张。很不幸，她输了，而且输得很惨。她非常伤心，并觉得很丢脸。走出比赛场地以后，她告诉妈妈自己感觉很糟糕，妈妈说："宝贝，你笑一笑就没事了。"母女之间的交流完全没有涉及孩子一整个夏天的辛苦训练以及表现失常带来的失望和羞愧感。结果，孩子认识到所有的问题都可以一笑了之。

你只是在胡乱编造

另一个无效环境的来源就是孩子的行为被认为是"不可接受的"或"疯狂的"。孩子被告知他们可能不清楚自己在说什么，还有，孩子会因为情绪激动而被批评。孩子们经常被指责反应过度，或"操控"别人，以此获取自己想要的东西，如别人的关注；又或者以此逃避一些事情，如逃避上体育课。孩子们不知道怎么处理情绪，因为有情绪就代表着变成了一个"坏人"。一个孩子和父母在剧场里，孩子突然开始扭动身体，父母让他保持安静。他扭得更起劲儿了，父母大声喊着让孩子保持安静。父母说这是不良行为，孩子应该停下来，不要让别人讨厌他。最后，妈妈把他拖到走廊里将他训斥了一番，就为了让他停下来。后来，这个孩子又开始扭动，因为他觉得这种被训斥的感觉让他感到生气。

之后，通常会发生两种情况：孩子长大后要么更加情绪化甚至情绪失控；要么开始过度控制情绪和压抑情绪。由此，可能会造成第 1 章描述的"解离症"（人格分裂）或"情感割裂"。这个人可能会情感空虚，或极度压抑情绪，直至最终爆发，结果通常是做出自我伤害行为（如自残或自杀）或愤怒爆发。

缺席的父母

父母的缺席也是造成无效环境的因素之一，当然这其中有主动的因素（例如，父母需要工作，从来不能在家陪孩子），也有被动因素（如应征参战）。事实上，因为孩子身边没有成年人给自己做出示范，所以孩子无法学习任何管理情绪的方法。我曾经的一位患者询问我边缘型人格障碍是如何形成的。她说自己从未被虐待过，并且自己和父母的关系也很好。但是，她总觉得非常孤单，而且身体有很多地方都不舒服，10 年间一直有自杀倾向和厌食症。她的问题在于，家里比她小两岁的弟弟在小时候患了脑肿瘤。父母在好几年的时间里带着弟弟辗转了不同的医院，弟弟接受了创伤性外科手术，父母在医院陪了好多周。没人能责备她的父母，这是他们必须做的事情，女孩和奶奶被留在家里，由其他的亲属轮流照顾。这个年幼而敏感的小女孩觉得自己不如一个患者重要，她身边也没有成年人来教会她如何处理成长过程中自然产生的诸多情绪，以及如何对待患有绝症的弟弟。

性虐待

当然，最糟糕的无效环境就是孩子从小受到了性骚扰。孩子直觉上认为成年人对待他的方式不正确，但却被告知他需要保守这个秘密或者被告知他喜欢被这样对待。孩子或许可以告诉骚扰他们的成年人，说自己感觉很受伤，但是成年人并不回应，而是继续骚扰他们。有时候成年人可能还会威胁和伤害他们。于是孩子开始压抑自己的反应，他们告诉自己，成年人比自己懂更多，之后开始否认自己的现实经历。

重要的是，并不是所有边缘型人格障碍者都遭受过性骚扰。根据研究，40%~75% 的边缘型人格障碍者在孩童时期遭受过性骚扰，25% ~ 75% 的边缘型人格障碍者遭受过身体上的虐待。

更可怕的是，当孩子或成年人告诉家人或其他人自己被虐待时，他们或者被忽略，或者被认为是在编故事。我曾经多次看到这样的场景：当边缘型人格障碍者终于决定要"坦白交代"，告诉家人小时候对他进行性虐待的人时，他们家就炸锅了，大家指责他说谎、只是想博得关注，说他想拆散这个家。结果就是产生了更多的无效反应。为什么澄清事实会如此困难呢？我觉得当虐待发生的时候或在被虐待之后，孩子通常会想，家人一定不知道发生了什么，如果他们知道，就一定会来阻止的。之后，当他意识到家人并不相信他说的话时，就陷入了无尽的痛苦情绪中，我看到很多人在此后就去尝试自杀。

其他虐待和犯罪行为

其他的无效环境还有身体和情感虐待，或者父母对孩子滥用药物和实施犯罪行为。在这些情况下，家人通常会惩罚或无视孩子的经历。他们总会说："别哭，否则就真的教训你。"我们也许应该花点时间想想这句话。孩子由于某种情况产生了情绪反应（也许有人说的话让孩子伤心了），悲伤涌上了心头，而眼泪就是伤感的生理表达，于是眼泪就开始在她眼眶里打转。可接下来成年人说孩子是毫无理由地哭泣，结果孩子的内在体验被否认了。因为孩子情绪敏感，她学到的不是如何摆脱情绪，而是不能相信自己的情绪体验，因为它们是错误的。结果就是她变得更加情绪化，长大后不能认知自己的情绪，也无法准确地描述它们。因此，她就会尝试压抑情绪或认定它们是不好的、错误的。

情绪敏感的孩子也会影响环境

两个因素构成了边缘型人格障碍：一个是内置的生理情绪高位；另一个是惩罚、轻视或忽视孩子的内在体验，无法教授她管理情绪的方法的无效环境。这就像"先有鸡还是先有蛋"的问题一样，哪个先产生并没有那么重要。情绪敏感的孩子不容易，拥有情绪敏感的孩子的家庭也确实不易。如果你处于有边缘型人格障碍者的原生家庭，就是说敏感孩子的情绪也会反过来影响他们所处的环境。

比利（Billy）与妈妈、妹妹一起在商店购物，当他们走到麦片通道时，比利告诉妈妈说自己想要含糖的麦片，可妈妈说不行。于是，比利开始哭泣，他非要这个麦片不可。妈妈觉得很丢脸，所以开始让比利安静下来，结果比利哭得更大声了，最后他被妈妈抓着离开了商店。如果你是妹妹，你在商店里的体验会全然不同。你一脸茫然，跟着比利和妈妈走出了商店，想象着如果购物车满是杂货会是什么样子，但现在，购物活动停止了。妈妈和比利之间发生了一些事情，比利的情绪影响了妈妈，妈妈的情绪又给比利带来了影响。这类事情在家中会重复发生。孩子和环境之间时常会相互影响。

接下来想想比利会怎么样？如果妈妈因为比利的哭声觉得很尴尬，为了让他停下来，妈妈一把抓起了他要的麦片，随手扔给他，又会怎么样？比利现在不哭了，他们继续购物。比利对自己刚刚在商店里哭泣的印象加深了，即使他并没有意识到这一点，他也知道了强化自己的情绪反应就可以得到想要的东西。随着时间的流逝，孩子和环境之间就这样相互影响。环境对情绪产生影响，情绪反过来继续作用于环境。因为某件事情，孩子变得很伤感，她的家庭成员自然也会产生相应的反应，这会让孩子更伤感，之后又反作用于家庭，如此往复。

- 当情感脆弱的孩子的内心体验被否定时，她学到的就是不能相信自己的情绪，长大后，他们不了解自己的情绪，并认为情绪是坏的或是错的。他们要么大声哭号以期望得到理解，要么尽一切努力压制情绪。
- 成年人和孩子的情绪机制不一样，或者不能教导孩子如何管理自己的情绪，这些都会造成无效的家庭环境。
- 就像孩子会被自己的情绪影响一样，家庭也会被孩子的情绪影响。

现在该怎么办

问题来了：现在该怎么办？这个人在你的生命中出现，你也了解了造成边缘型人格障碍者患病的因素。然而，她还是很容易就生你的气。你本来以为一切进展顺利，结果半夜接到她打来的电话说要自杀，说她知道你根本就不爱她，说她就是一个不值得被爱的坏人，或者她下班回到家，怒气冲冲，因为生老板的气，根本无法平静下来。你不断地鼓励他们，希望能够帮助他们，可他们只会让事情越来越糟。

在本书后面的章节中，我们会详细介绍如何与我们所爱的人保持良好的关系，也许还能帮助他们缓解自己的边缘型人格障碍病症。首先，我们来看看人们对边缘型人格障碍者的理解方式如何为有效治疗以及做出新的回应奠定基础。

生物社会理论的原则

前文描述的造成边缘型人格障碍的因素属于此病症的"生物社会理论"，它主要是指：你所爱的人因为内在的情绪特质加上外在有意识或无意识的环境因素，使他们童年的情绪体验失效。你现在需要了解的内容很简单，这些方法不仅有助于开辟出一条最佳治疗之路，而且也给你提供了与你所爱的人有益互动的新途径。

不要尝试劝说你所爱的人摆脱其体验到的情绪

第一件事就是想想你对情绪敏感的了解程度。不要否认情绪，换句话说，不要说他们反应过度，或者为了能帮助他们感觉好一点，就说他们不应该难过。恰恰是因为她具有极度敏感的情绪管理系统，她才应该难过。安慰只会让事情变得更糟。不要说她不应该如此悲伤，事情也没他们看到的那么糟糕，这样一来，你只是在激发她的强烈情绪，这会带来什么呢？这会使她的反应升级。

不要为了适应你所爱的人的"情感脆弱"而重塑自己的世界

边缘型人格障碍者的情绪具有不稳定性。当她不开心的时候，你总是希望尽量帮助她，但常常适得其反。你所爱的人会变得更伤心或更生你的气。随着时间的流逝，你会觉得自己越来越累，很害怕你所爱的人产生负面情绪，你尝试着塑造一个不让你所爱的人难过的世界。可能你觉得这没什么，但请不要这样做。在对待边缘型人格障碍者时，请不要让他们觉得自己很脆弱，事实上也并非如此。你也不需要创造一个不会令你爱的人伤心的世界，尤其是当她处于辩证行为疗法治疗的疗程中的时候。边缘型人格障碍者生存下去的唯一办法就是学习如何在这个真实的世界里生活，而非一个为她控制情绪而被创造出来的虚假世界。但是，你需要花时间来平衡和管理自己的情绪。你可能需要离开一段时间（通常一个小时就足以让你平静），同时也有时间让长久萦绕你爱的人的情绪得以平复。

了解你所爱的人的情绪管理措施

现在你已经了解了很多造成你所爱的人变成现在这样的因素。在了解如何与你所爱的人进行互动以及维护你们的关系之前，你需要理解你所爱的人的情绪管理方式以及应该学习的事情，并由此过上愉悦的生活，维持对自己来说重要的关系。为了管理情绪，我们需要做到以下几点。

- **重新调整注意力**。做一些不会让自己不安的事情（分散我们的注意力）。

- **上调或下调我们的生理反应**。情绪要么加速我们的生理反应，如生气会加快所有内在系统的运作速度；要么减缓我们的生理反应，如悲伤会让所有内在系统的运作速度减缓。情绪管理要求我们在反应加速（如生气、恐惧和厌恶）时能够减缓反应；在反应减缓（如悲伤、羞愧）时能够加速反应。

- **停止所有因情绪或心情左右而做出的举动**。随心情而动被称为"情绪决定行为"，它暗示着我们受情绪而非自己的主宰。

- **设立一个不受情绪控制的生活目标**。当情况变得艰难时，我们也可以继续，例如加入志愿者队伍或全身心投入一份新的工作当中。

接下来，让我们回顾之前的一个场景：你所爱的人下班回家时怒气冲冲，她因为生老板的气而根本无法平静下来，她觉得这一天糟糕透了。在有了全新的理解之后，看看你可以怎么处理，请参考以下示范。

1. 询问发生了什么，仔细倾听，不要对她的反应程度做出否认、判断或评论。

2. 接下来，在她说的话里找到一些你认为有意义的内容。可以很具体，例如说："如果我被老板批评了，我也会很生气。"或者比较笼统，例如说："看起来你今天过得很糟糕。我觉得你可能需要时间缓解一下压力。"

3. 之后询问对方你是否可以提供一些帮助，这样可以分散她的注意力。例如，去外面吃晚餐，玩个游戏，看她最喜欢的电影。做一些不刺激她情绪的事情，不要让她回忆起刚刚发生的事情。你也可以帮她舒缓一下神经（如果她生气或害怕，而不是难过），例如建议她洗个热水澡，听听舒缓的音乐，或者让她把脸浸入冰凉的水中（不管你信不信，这样都可以让浑身的反应系统迅速得到缓冲）。她的情绪会指使她做一些事情，如给某个人打电话、摔东西等，你可以帮她避免做这些事情。你可以尝试让她谈谈自己的长期目标（最好是她有，否则现在也不是时候来讨论如何重新树立一个长期目标）。

如果你所爱的人不愿意让你帮助她，或者她觉得你说的都没用呢？如果你确实提了一些建议，她会不会觉得无效呢？就好像她自己不能把事情搞清楚一样。如果是这样，你大可不用理会她。请记住，情绪敏感的人的情绪持续时间要比普通人长。即便她的情绪反应看起来没完没了，如果没有刺激事件，最终也会消失。你此时能做的事情就是不要再说她应该消除自己的情绪，或者她反应过度，或者她举止不当，这些都只是无效的反应。

如果你不能帮助自己所爱的人平静下来，或者你根本不知道她为什么难过，最合适的反应方式就是评估（assessment）：询问一下她的内心体验，认真倾听，不要过滤或评判她说的话。例如，我问了那位觉得自己生命中所有的事情都像在拉大提琴一样的患者一个简单的问题："我注意到无论我让你练习什么，你都会变得很情绪化，能和我说说发生了什么吗？"

了解改变对你爱的人来说非常痛苦

边缘型人格障碍者的情绪激烈程度就如同严重烧伤一样，虽然烧伤的地方被药膏和纱布遮盖起来了，伤口却已经暴露在全世界面前了。你无法忍受自己的任何举动带来的痛苦，甚至当医院工作人员走过时，空气流动的力量都让你痛苦万分，而且这种疼痛感好像无休无止。这种情形就是边缘型人格障碍者的情绪状态，他们有着强烈的情绪反应，而且持续时间特别长。

对于烧伤的患者来说，最痛苦的事莫过于接受治疗。所有能够帮助他们治愈的行为都会使他们产生极大的疼痛感。不幸的是，边缘型人格障碍者的治疗也面临这样的问题。最有效的治疗方式通常都会带来持续的痛苦。辩证行为疗法就要求边缘型人格障碍者放弃也许其已沿用多年的缓解痛苦的任何方式，包括滥用酒精药物、自我伤害、尝试自杀、无保护措施的性行为或攻击亲人。辩证行为疗法会相应地为边缘型人格障碍者传达管理情绪所需的技巧，但是这个过程是长期的，边缘型人格障碍者还需经历许多给他们带来痛苦的情绪困扰。幸运的是，辩证行为疗法会给边缘型人格障碍者提供不少能够分散他们注意力的健康方法，以及诸多阻止伤害性的冲动行为发生的办法。正确运用这些方法其实并不容易，但如果你能运用本书中的方法，事情将会逐渐好转，如果你所爱的人能够向一位合格的辩证行为疗法治疗师咨询，他们也会好得更快。

在本章中，我们介绍了很多内容，我们一起回顾一下。首先，我们用了一个生物社会学理论来解释边缘型人格障碍的成因，边缘型人格障碍者通常有生理性的情感脆弱，他们的激烈情绪频繁产生，而且持续时间长。然而，并非所有情感脆弱的人都会发展成边缘型人格障碍者。第二个造成病症的因素就是无效环境：这是指成年人由于孩子产生负面情绪而惩罚孩子，并认为孩子产生负面情绪是不正确的，忽视或否认孩子的情绪，或者没有教孩子如何管理情绪。如果要管理情绪，所有人都需要做到：（1）做一些不会导致情绪产生的事情；（2）当情绪加速生理反应时，请做调整；当生理反应减缓时，请做调整；（3）不要受当前心情和情绪的影响去做事情（不要受情绪支配）；（4）设立一个与情绪不相关的人生目标，在某一刻可以专注于目标。如果你所爱的人情绪沮丧，记住生物社会理论能够最好地解释为何她会产生某些回应。

简而言之，以下是一些包含生物社会理论的建议。

1. 评估：询问发生了什么。
2. 积极倾听：不要否认、评判或说你所爱的人的反应过度。
3. 验证：在你所爱的人描述的事件中，找到你认为有意义、能够被理解的内容，并将它说出来。
4. 询问自己是否可以帮忙，不是帮忙解决问题，而是帮助他们度过此时此刻。
5. 如果对方拒绝，就给他们空间，记住情绪脆弱的人，通常情绪持续的时间也比较长。

这些方法听起来很简单，但在某一时刻就会变得很难实施。在第 4 章中，我们将会结合大量的插图，介绍循序渐进的步骤，让你了解如何用对双方都有益的方式来回应你所爱的人。许多的可行性建议将会贯穿全书，但基本方法都是一样的：评估（询问客观问题），倾听回答，之后做验证。如果你能以这种方法开始与你所爱的人沟通，大部分情况下你所爱的人的情绪都会缓解一些，你只需要倾听，之后验证。第 3 章将会具体介绍验证的有效性。

第 3 章

验证的隐秘力量

如果你对自己所爱的边缘型人格障碍者做出友善的事情，会发生什么呢？我认识的一位女士一直试图给女儿提供在工作场所取得成功所需的一切，因为这位女士坚信，保住一份好工作可以解决女儿生活中其他的问题。一直以来，这位妈妈给女儿交大学学费，给女儿买漂亮的衣柜，送女儿上班，尝试指导女儿如何与同事相处。但每当母亲这样做时，女儿都会以泪流满面、指责或陷入无声的萎靡来回应。最终妈妈停止了自己的这种行为。

我认识的一位男士多次试图给滥用药物的妹妹提供帮助，他把她介绍给可靠的朋友，他觉得这总比妹妹从酒吧里认识一些人要好，并且提出要带她去接受治疗，希望能让妹妹轻松些。对此，妹妹要么忽略他的提议，要么就说："当然好，谢谢你。"可是从来都不照做。多年以后，哥哥也不再过问。

我认识的另一位男士多年来一直充当着妻子的"保镖"。他会安排好一切社交活动，以确保让妻子不开心的人不会出现。他会停下手中的工作回家，为的就是在妻子无法排遣抑郁的时候开导她。他负责处理家里所有与财务相关的大小事务，这样妻子就不用担心自己的收入甚至不能负担一次冲动的消费。妻子非常感谢他的保护，因此他觉得自己做得都很对，每周都在思考"帮助"妻子的新方式。

回应很重要，有时候超出我们的想象

人类行为遵循一个基本规律：我们的行为都会受到强化、消除以及惩罚准则的影响。简单来说，就是如果你试图对你爱的人做一些友善的事情，但是她的回应是负面的，最后你就不会再做这些事情了（惩罚），以免引起她的情绪反应。或者，如果你试图帮助她，但被忽视，从此你也就停止了帮助行为（消除：她的回应方式不能强化你提供帮助的行为，因此行为被取消）。或许你心里仍想帮助她，但并没有付诸行动。如果你试图安排好生活中的一切事情，从此你所爱的人就不会再难过沮丧，也对你感激涕零（假设你因为她的感谢而受到鼓舞），你就会持续这样做，事实上，这样你需要插手的事情只会越来越多（强化）。

开篇我们提到的三个人基于收到的反馈，要么停止了帮助自己所爱的人，要么在继续付出努力。他们所深爱着的患有边缘型人格障碍的人所做出的反应并没有什么意义，他们这样做也并非是为了伤害那个努力帮助自己的人。但他们得到的反应总会激发自己的反应：妈妈和哥哥本来出于好心，现在却不再提供帮助；丈夫无意间鼓励妻子继续做情绪失控的俘虏，而并不是学习如何管理情绪。我们必须明白，在与别人打交道时，我们必须注意自己的反应。

事实上，你所遭遇的来自边缘型人格障碍者的行为可能带有惩罚性质。不是我们深爱的人要惩罚我们，而是他们的情绪反应可能会让我们感到沮丧、生气、绝望和无助。作为人类，我们很自然地会对这些情绪做出反应，如果动物受到惩罚，它们就会停止当下的行为。想想迷宫中的老鼠，它们在觅食的时候都会撞到迷宫的栏杆，但如果之后会触电呢？它们就不再觅食，最终会饿死，因为它们不想遭到电击的惩罚。在关系中也是如此：如果我们由于自己的行为在一段关系中受到惩罚，我们就会放弃这样的行为。在我们做出反应后，边缘型人格障碍者会应对我们接下来的行为。我相信你对此已经不陌生了。

　　我们需要一种在一开始就管理这种连续反应的方法。最好的方法就是尽量减少我们与自己所爱的人互动时出现的一些情绪，这意味着我们要管理自己的情绪，同时也帮助我们所爱的人缓解他们的情绪，因为他们总是被强烈的情绪支配。如果不这么做，我们之间的互动往往会事与愿违。如果情绪过于强烈，人们通常就无法集中精力做事或好好地与他人交谈。

> 通常干扰连环反应的办法不仅仅是管理自己的情绪，也要帮助边缘型人格障碍者管理情绪。

　　来说说事情是怎么走偏的：某件事情发生，边缘型人格障碍者的情绪之火立刻被点燃。对于情绪敏感的人（如边缘型人格障碍者）来说，不仅仅是意识到情绪本身，还有意识到自己情绪的失控，这是双重打击。实际上，在意识到自己失控时，他们的情绪的剧烈程度会加剧，即便这样的情绪无论在强度上还是产生的频率上对他们来说都很"正常"。当一个人失控时，往往会对自己或他人发起言语和身体上的攻击；或者，他们会撤离，要么离开当时的情境（通常是摔门而去），要么开始神游（分神）。当然，这种情况一旦发生，你们的关系就会受到影响，如果还有待解决的问题，估计也是无法得以解决的。

　　边缘型人格障碍者的情绪往往令人讨厌，因为它们也会给我们带来负面情绪，它们不可预测，或者对我们毫无意义。想想你爱的人，你了解他是如何体验情绪的吗？有时候你是不是根本就不理解他们为什么有情绪？即便你认为是很正常的事情，也会使他的情绪爆发并且持续时间还很长。现在我们可以试着写下我们所爱的人在情绪爆发时，自己观察到的事情，或许会有所帮助，以下是我对某位患者的情况的记录。

1. 她很容易被我的反应伤到，我觉得我在帮她，她却觉得我很挑剔。
2. 她常常在治疗中途离开，她认为自己的情绪已经得到缓解。但在几个小时（或几天）后她就又打来电话，说她恨我，因为我太刻薄了，当我问她我说过什么话时，她说的内容我通常都不记得，之后我回听我们的录音，然后我确定自己并没有说过那些话。
3. 如果我错过了什么，如我没有注意到她的情绪，她就认为我不关心她，并且开始变得沮丧。
4. 连续几周，和我在一起时，即便我拼尽全力想让我们互动得好一些，她仍会很烦躁。
5. 她把我的话解读为我认为她"蠢笨""没有价值""是个坏人"等。

如果在互动的开始阶段我不能缓解或改变自己的情绪，你觉得我和患者之间会发生什么？我们可能会以激烈的争吵结束。我会认为这个人很"疯狂"，简直无药可救。我也会抱怨自己付出的所有努力，还会怨恨她不知道感激，我还可能让我们的关系自动终结。她也许会由于对我很生气，再也不来咨询了，或许我还会为此暗自窃喜，觉得自己终于解脱了。我还会防止对方联系到我，以此保护自己的隐私和安全，这些对于她来说，就像被排斥一般。我可能最终会放弃治疗这位患者，最终也会放弃帮助边缘型人格障碍者的亲人。

验证降低了情绪强度

我们知道你现在还不想放弃这段关系，因此才用了一整章的内容来解释验证。你可以在与自己深爱的人的任何互动过程中用到验证，而且发现它比你能想到的任何办法都更强大有力，你可以将情绪强度降低到一个可控的水平，这会让你们的互动更有成效。这也是对边缘型人格障碍者进行有益回应的核心要素。

有时候，仅仅是向他人描述场景和你的情绪，就会让你更加情绪化。想象某次你遭遇了不公正的待遇，你到家后刚刚平息怒火，然后你正好和家人谈论起这件事。突然，你会发现自己的怒火就像事情刚发生时一样强烈，仅仅是谈论它，都能让你的情绪指数陡然上升。

现在想象你的家人对你说："我太能理解你的感受了。"或者"我知道你的愤怒从哪儿来了。"又或者"当然，你确实应该产生这样的感受，每个人都会。"当得到这样的回应时，你是不是觉得自己的身心放松了许多，情绪也缓解了不少？但是如果别人说："你不应该这样。"或者反驳你说的话，你的情绪又会是怎样的？你的情绪会被骤然激发，相应地，你也会丧失倾听的能力。

验证能够证实一个人的某些内在体验

"验证"是我们文化中的一个流行概念。如果你要在某个餐厅的停车区停车，停车场管理员通常会给你一张票，让你在餐厅做"验证"，之后用验证过的票来抵停车费。当餐厅的雇员在你的票上盖章后，就代表你确实去过该餐厅了。"验证"过的票就证明了你在停车场停过车，在餐厅吃过饭。这也是辩证行为疗法的基本功效：证实一个人曾有过的某些体验。

得克萨斯大学有一位叫比尔·斯旺（Bill Swann）的教授，他主要研究人与人之间是如何互动的。他的理论主张是，我们都会进行自我建构（就是我们看待自己的方式）。一些基本的自我建构包括：我们是谁，我们的生活目标是什么，我们认为哪些事情困难、哪些事情容易，等等。边缘型人格障碍者的自我建构通常包括：情绪失控，存在诸多的痛苦情绪，无法忍受情绪带来的痛苦，不能像其他人一样做事情，不知道自己是谁——这也是第 1 章讨论的五类失调区域的内容。即便我们有着负面的自我建构，人的天性还是会促使我们去寻求其他人的验证。我们会倾向于喜欢那些不挑战我们的自我信念的人。例如，我本人皮肤白皙，有雀斑。但是，在小时候大部分时间我都在海滩度过，家里其他人都不是白皮肤，我一直以为自己长了橄榄色的皮肤。当我 16 岁时，救生员告诉我说白皮肤的人需要做好防晒。我不仅生气了，还沿着夏威夷岛跑了一星期，并到处询问别人是否也觉得我是白皮肤。我一直在寻找相信我是橄榄色皮肤的人，这样，我们就可以一起在海滩闲逛了。不仅如此，因为被告知自己是白皮肤，我非常失控而且心烦意乱，这几乎毁了那次的夏威夷之旅，而且让我的家人也感到非常痛苦。

自我建构不需要"真实"，它是关于我们是谁以及我们如何感知世界的一种信念。因此，当我们所爱的人认为自己毫无价值、不值得被爱时，你常常会说她的想法是错误的，她并非毫无价值，而是值得被人爱的，这样下去，她就会对你越来越情绪化，继而与堕落的人为伍，因为他们对待她的方式，让她感觉自己毫无价值、不值得被爱。她并不是尝试自我毁灭，只是她倾向于结交那些对待她的方式与她的自我认知一致的人，在这里，她认为自己知道了自己是谁、自己在哪里、自己到底怎么样等。

当然，这给爱着边缘型人格障碍者的我们制造了一种自相矛盾、不合逻辑的为难境地。我们想要确保我们深爱的人安然无恙，想让他们能够进行自我控制，想让他们的言行变得有意义，但此时此刻，我们说的话却使我们深爱的人产生了一种新的情绪。

我们有时用"验证"来代表"同意"，但我们在本书中所指的验证有些不同：我指的是找到即使是影响很小的一种行为（这里指的行为包括想法、感受及要采取的行动），但这种行为可以被真正地理解。你甚至不必赞同这种行为，你只需要坦诚地表达你的理解。如果你不理解的话，请不要去做任何验证。否则，就是验证无效的东西，结果通常比较危险，因为这可能意味着你用自己的反应强化了一个明显的伤害性行为。

找到能够验证的内容确实不容易，我们可以想象一位体重不到 70 斤的女士说自己很胖。也许她的自我建构就是一个胖人。不过，如果你赞同她胖的话，就好比验证无效的事情。幸运的是，仍然有一些事物是我们可以验证的。有时候，我们会在无视体重的情况下，就觉得自己很胖，或者是晚上吃得太多，之后就担心我们会发胖。如果你说了某些话，例如"我知道你觉得自己胖"或者"身材臃肿确实很令人苦恼"或者"虽然你知道自己需要增加体重，但你还是担心会变胖"，如此等等，那么这都是在进行验证。别人说的话产生了意义，我们可以理解，这就是沟通。

- "验证"与"同意"不太一样，当然有时候它们也可以指同样的事情。
- 我们从来不去验证无效的事情。

现在想想我刚刚提到的"验证"，以及之前谈到的"自我建构"。如果你挑战了别人的自我建构，他们就会变得失控，根本听不进去你说的任何话。近来，我在为一群准备使用辩证行为疗法做治疗的治疗师做培训。一个以辩证行为疗法命名的公司小组参加了培训，他们肯定认为自己也在提供相关治疗（自我建构）。然后，我对他们说："这并不是辩证行为疗法。"因为我说的与他们的自我认知不符，他们很有情绪，根本没办法处理我给的任何信息。我只好补充了一句："我知道你们认为自己在进行辩证行为疗法的实践，而且也确实很想朝这个方向发展。"我必须保证话语中包含他们在实践辩证行为疗法这类的内容，他们的情绪才会平静下来，才能倾听我给出的反馈。同理，你爱的人把自己建构成一个毫无价值、不值得被爱的人，或许你并不认同，但在她看来，这些都是事实。如果你对她说"你绝对不是毫无价值的，你值得被爱"，那会发生什么呢？这与她的自我建构完全相悖。她可能会变得更沮丧。因为你很关心她，你不想说诸如"你说得没错，你毫无价值，而且根本不值得被爱"这类的话，如果使用验证的方法，你可以说："你可能觉得自己毫无价值，也不值得被爱，可能是由于一些事情你才会这样看待自己，而且我知道你在过往所犯的错让你觉得自己是个很坏的人，但是，我了解的你是这样的……"之后你可以说自己真正想说的话，诸如她其实很得体，每个人都值得被爱，等等。发现了吗？开始你需要去验证她对自己过往经历的认知，之后再说自己真正想说的话。如果吃药时难以下咽，验证就好比一勺糖，它能够帮助你把药吃下去。它能够表达你对别人过往经历的理解和认可，同时又可以保证对方情绪可控，还可以把自己真正要说的话表达出来。人们的某些自我建构会随着时间和经历而改变。你爱的人在其一生中的行为方式也会产生变化，因此她对自己毫无价值的自我建构也非常有可能会有所改变。

除了验证，需要避免尝试的事情

人们受情绪困扰时，通常会犯一些低级错误，因此你需要避免做如下这些事情。

- 不要劝说自己所爱的人平静下来。你见过这样做奏效的情况吗？当你告诉别人冷静的时候，其实是在证实他们的悲伤是错误的，这时他们的情绪只会加剧而不会缓解。

- 在没有搞清楚状况之前，在不确定你爱的人是否想让你帮忙之前，不要尝试解决问题。我们会犯的另一个错误就是试图解决问题。很多人都很善于解决问题，前一分钟别人刚刚和我们说发生了什么事情，我们马上就找到了解决办法，迫不及待地说给她听，结果往往会让对方更加难过。这种情况也曾经发生在我和我丈夫身上。我想告诉他发生了什么事情，我只是想让他听听，然后告诉我说我的举动是正常的。我刚开始说话，他就说："现在你要做的就是……"或者"我想告诉那个人……"我觉得一股情绪涌上心头，主要是挫败感在我的身体里翻滚，我觉得自己不被理解。之后，我变得更难过，不仅是因为我想把整个事情倾诉出来，也是因为他根本没有在听我说话。验证首先要求我们倾听而不是急于解决问题。

- 不理解的时候不要说自己明白了。有时候人们试图去验证，结果自己的言行却最终成了安抚和敷衍，你是不是常听到别人说："我知道你的意思。"但你心里却会想："你根本就不了解，你根本就不知道我指的是什么意思。"然后，情绪再次被点燃。

> 当你验证别人的时候，自己首先要坦诚。

如何验证

再重申一下关键点：验证并不代表认同别人。通常我们都不认同边缘型人格障碍者的所作所为。例如，我们不会赞同边缘型人格障碍者去酒吧买醉，然后与陌生人发生性行为的做法。随后，他回到家里，如果你立刻告诉他，他犯了什么错误，他的行为有多么不安全，或者他的应对方式有哪些问题，他肯定听不进去，而且会越来越失控。关键点就是时机。你发现了需要验证的信息，你可以晚一些告诉你所爱的人，他需要做一些改变来保护自己和他人，此时，他可能会听你的。

当然，找到完美的时机并不容易，尤其是当情绪升温的时候。因此，辩证行为疗法将验证分为六个阶段，即便边缘型人格障碍者看起来已经失控了，你还是可以专注于自己的反应。

验证的六个阶段——玛莎·莱恩汉

在为大家介绍验证的六个阶段以及实践方法的时候，我想先申明一下：我会用大量的篇幅告诉大家如何对边缘型人格障碍者进行验证，但是验证自己以及其他关爱边缘型人格障碍者同等重要。事实上，如果一个人情绪失调，此时对他们的体验进行验证要比做其他事情更有效。即便你的伴侣不是边缘型人格障碍者，他因为在工作上遇到了问题，回家后愁眉不展，如果此刻家人能验证他的体验也能够减少冲突。自我验证也是管理自己情绪的一个重要部分。因此，在验证对方的情绪体验的同时，也请练习自我体验的验证。在本章结尾，我们将会介绍更多关于自我验证的内容。

第一阶段：保持清醒

对情绪激动的人进行验证是一项技能。验证一个平静的人非常容易，你要做的事情就是倾听然后点头。当一个人悲伤时，倾听和点头可能会奏效。如果你因为某件事情很痛苦，你把这件事告诉了别人，对方可能并没有什么明智的主意，但是他坐在那里，给你时间，让你倾诉，看起来很客观公正，这些都会让你的情绪有所缓和。这就是我们说的第一阶段，保持清醒。

保持清醒时你需要集中注意力，进行客观询问，研究问题。基本上你要表现出来的状态是：你正在关注讲话的人。身体前倾、点头、询问问题，这些都代表你很关注对方。

保持清醒的一大要素（事实上，这也是验证的所有阶段的需求）就是不对对方所说的话做任何评判。想想那个醉酒后与陌生人发生了性关系的男人，他来找你，你现在可能需要扮演他的母亲、朋友或是父亲的角色。他看起来很糟糕、难受、眼睛红肿、狂躁，他准备告诉你昨天晚上发生的事情。你会很自然地想："蠢货，也太不谨慎了！"但当你有这样的想法时，千万别说出这种批判性的话，因为边缘型人格障碍者对批评非常敏感，他们通常能从你的面部表情中读出那些评判性的想法。

怎么能逃离这些评判性的想法呢？第一步就是聚焦在对方所说的话上。如果你全神贯注（我们称其为"留心"），你就不会再去评判。第二步就是集中在场景这个事实上，而不允许自己形成想法或做出评估。请注意，这并不是一项容易掌握的技能。我们总是急于做出判断，并且我们通常不假思索就轻易说出了我们的判断。请在非紧急情况下练习使用非评判性的语言，注意思考你心中的想法，它们是事实还是主观评价？从现在开始，不要使用诸如"好""坏""对""错""公平"或"不公平"这样的词语，也请放弃使用诸如"总是""从来""没有人""每个人"这样的极端词语。因为我们在使用这些词语的时候就代表我们站在了评判性的立场上。当然，有时候我们虽然做出了判断，但并非出自本意。不要对自己的判断做评判，并且密切关注对方，这表示你正在倾听对方给出的信息。

第二阶段：准确的映射

准确的映射需要你表达出自己准确地捕捉到了对方传达的信息。有时候人们只是一字不差地重复对方说的话。治疗师在研究生阶段就是这样学习的。扮演患者的人会说："这对我来说太难了，我一直在挣扎。"此时，处于实习期的治疗师回应："我听到的是你说这对你来说太难了，你一直在挣扎。"这个简单的技巧对情绪不安或思维混乱的人很有效，但如果有人这么回应我，基本无效。这只会让我觉得自己和一只会重复人说过的话的鹦鹉待在一个房间里。

然而，当准确性是验证的一部分时，你就可以使用这个阶段的验证。只要你稍微改变一下措辞，让对方意识到你抓住了他说话的要点。假如他说："真不敢相信，我昨天晚上出去喝醉了。我有点担心接下来会发生什么。"之后，你可以说："嗯，你很在意昨天晚上的事情，你觉得喝醉酒太糟糕了。"无论你是逐字重复还是重复要点，结果都是让与你对话的这个人在很大程度上觉得自己对外界做出的反应不合逻辑、没有意义，而你也非常理解他所经历的一切。

第三阶段：讲述未被言说的内容

我把这个阶段的验证称为"读心术"，它要求我们对对方没有明确说明的事情做一个假设。通常最好以提问的方式呈现，或者询问你的假设是否正确，尤其是对方严重失控的时候。因此，在以上的例子中，你可以回复说："我猜你担心昨晚的事情会让你染上性传染病，对吗？"或者"你一定想揍自己一顿，明明发誓不会再做的事情，结果又做了，是吗？"读心术的关键就是你允许自己猜错，对方可能会回应："不，我一点也不担心性传染病，我认识那个和我发生关系的人，他很健康。"接下来最好的回应就是提出一个类似第一阶段（保持清醒）的验证问题，譬如说："好吧，那你真正担心的是什么？你所说的后果又是什么？"

接下来两个阶段的验证极其有力，它们将有助于使边缘型人格障碍者的反应正常化。

第四阶段：根据个人过往经历或生理情况进行验证

因为任何一个时刻都是我们生命的组成部分，在某种程度上，我们的行为都有其意义。如果将其放在更大范围的社会环境下，我们的行为可能没什么效力或意义，但是如果结合我们自己是谁以及我们生命中发生的事情，我们的行为就会显得比较合理。例如，我认识的一个人在 5 岁的时候，家里遭遇风暴，因此她和家人变得一无所有。后来她居住的地方也总会出现强烈的夏季风暴和雷击，当闪电来袭的时候，她就会变得很焦虑，常常躲在柜子里直到风暴结束。但是，她的职业却需要她在风暴中照顾其他人，因此她就无法通过躲在柜子里缓解自己的不安了。如果使用第四阶段的验证方式，我可能会说："我真的非常理解你在风暴来袭时躲到柜子里的这种做法，你们的房子曾经在风暴中被毁，因此你一看到闪电就很害怕，这完全可以理解。这是你个人的过往经历。"之后，我就可以继续谈到目前她躲到柜子里的行为已经不再有效，但首先我必须表达我对她的理解，那就是，过往的损失和害怕影响了如今的她。

关于第四阶段，另一个验证方式与个人的生物学特性相关。我们的生理特性，身体出现的问题，身体如何对世界做出回应都会影响我们的行为反应。例如，患有注意力缺陷症（多动症）的人的精力往往很难集中在一个四小时的课程上。腰椎有问题的人也无法坐着坚持上完四个小时的课程。这两个例子都是与生理属性相关的。使用此类验证的关键在于找到一个解读这个人的行为的方式，同时又不会让人觉得他病恹恹的或者有身体缺陷。还记得去酒吧的那个人吗？我可以对他说："我理解你为什么去那家酒吧，当你度过了很糟糕的一天时，你的体内就产生了对酒精的渴望，这就是事件事情的开头。"请注意，我并没有说去酒吧是个好主意，或者说他应该去酒吧。我对酒精会对身体产生的影响非常清楚，也理解事件之间的因果关系。因此，我可以继续我们的谈话，我可以指出对后续事情的担忧，我也许会说："酒精确实会让人失去理智，所以你喝酒后，可能会和别人一起离开酒吧。"

第五阶段：正常化

第五个阶段的验证非常重要，因为它可以使边缘型人格障碍者明白其他人（非边缘型人格障碍者）也会产生同样的反应。边缘型人格障碍者内心一直觉得自己和别人不同，他们在自己的世界里就像一个局外人一样格格不入。当你使用正常化的方法进行验证时，其实你是在利用一种方式告诉边缘型人格障碍者在他们身上发生的事情只是正常人的经历，处在情境中的任何人都会有这样的感受。这很有用，下面给大家介绍一些使用正常化的方法时常用的表达方式，如下所示。

"我们都会有这样的感觉。"

"你会这么想很自然，任何人处在你的情况下，都会这么想。"

"我也会这么想的。"

"你知道，这是很正常的反应。"

"你这样做完全说得通，我们都会经历这种时刻。"

我们比较一下第四阶段中关于女士害怕风暴的例子。根据她过往的经历，我将她对风暴的恐惧进行了验证，我对她说："我真的非常理解你在风暴来袭时就要躲到柜子里的做法，你们的房子曾经在风暴中被毁，因此你一看到闪电就会很害怕，这完全可以理解。这是你个人的过往经历。"如果我还要让她的行为正常化，我会说："听着，风暴很恐怖，当它发生的时候每个人都想着逃离闪电和雷击。"我并没有说这种行为是只有她才会做的。我会让她明白，他的行为是由于害怕风暴而产生的，这是再正常不过的应对方式了。

同样，也可以使用第四阶段提到的生理特性的例子。面对患有多动症的人，我们不要说："有多动症的人确实很难坚持上完一节四个小时的课程。"而是需要使用第五阶段的验证，我会说："一个话题要讲四个小时，真的很难坚持下去。"对脊椎有问题的人，请不要说："脊椎有问题的人确实很难坐着听完四个小时的课。"我会说："这些椅子太硬，坐着很难受。"看到区别了吗？一种说法特别针对某个人，而另一种说法则是关于所有人都面临的问题的。

有时候，我们很难找到使行为正常化的方法。例如，我不能对人说："当人们在情感方面受伤时，都会想到自杀。"或者"如果有一天压力很大，我们都会想要割伤自己。"不要试图让不正常的行为正常化，这样做就是验证无效的事情。如果边缘型人格障碍者知道自己的行为无效，而你试图让他们的行为正常化，结果就只会使他们的情绪更激动。在这种情况下，最好采取第四阶段的验证，比如说："我知道，你经历了今天的事情会想到自杀。这是你的直接反应。"或者"我理解，当你觉得一天的经历很糟糕时，就想做点事情来让自己感觉好一些，因此你就想到了用刀割伤自己。"

第六阶段：彻底的真实

真正的关键就是真实。有时候我在听别人验证时，虽然他们说的话都对，但是语气听起来就像是父母在说教或自以为是，第六阶段的验证正如标题所言：要对患有边缘型人格障碍的亲人保持绝对真实。

毋庸置疑，这确实很难，如果你身边有一颗定时炸弹，想保持真诚确实不容易，我想传达的是我们在任何情境、任何时刻对待患病的亲人，都要像对待其他人一样自然。通常，尤其是在精神问题领域，我们对待边缘型人格障碍者的态度都会过于谨慎，好像他们真的很脆弱一般。保持真实代表你在验证时，不会过于"谨慎"，装得慈眉善目或者表现得高人一等。

这些都可以通过你的语言和做事的方式直接表现出来。例如，如果我的一个朋友打电话来，说自己度过了此生中最糟糕的一天，她即将失业，回到家却又发现孩子把整面墙画得不堪入目，而且她十分肯定丈夫有外遇。我说："天啊，太可怕了，我可以帮什么忙吗？"我既没有问她是否需要去急诊室看大夫，也不像对一个小孩说话一样温柔，我表达了关心和同情，我把她当成一个完全有能力的成年人看待。

我曾经接待过一位不太高的边缘型人格障碍者，她大约 1.5 米，她嫁给了一个高个子的男人，而且她的治疗师曾经也是高大的足球队员。我曾经看到过几次这两个男人和她进行对话，她难过时，他们两个就像在和小婴儿说话一样，但是他们这样也是为了她好。我从来没见过男人以那样的语音语调对成年人说话。此刻，其实是他们导致我的患者感觉自己很脆弱，当他们以对待小宝宝的口气和她说话时，她根本无法好好管理自己的情绪。事实上，我看到的互动情况是，在他们对我的患者讲话时，患者变得更加难过和沮丧。

第六阶段的验证，简言之，就是以正常的方式和亲人说话。当然，问题可能在于你的患病亲人可能并不像你身边的其他人那么有能力，由于某些原因，你曾经可能需要一直"照看"这位亲人，或许因为你是父母，很容易就以父母的语气和边缘型人格障碍者说话。但是，请记住，你必须做出一些改变，原因有几点：首先，我猜你之前的回应都没有效果；其次，验证是为了缓解激动的情绪；最后，证据表明人们会依据你的期待来采取行动。所以，如果你把某个人看得很脆弱，她就会表现得脆弱；如果你把她看得很有能力，她就会变得很有能力。

把验证的阶段结合在一起

接下来我们把场景整合到一起，假设，我们的一位患者名叫雷

（Ray），雷早上打来电话，他很难过，他讲话的音调很高，听起来马上就要哭了。

雷说：真不敢相信我昨晚做了什么，糟糕透了，我和鲍勃（Bob）发生了冲突，不能回家，所以我去了酒吧（此刻，情绪已加重）。"

你说："好吧，雷，你和鲍勃发生了争执，然后你去了酒吧，而没有回家（第二阶段）。说说发生了什么事情（第一阶段）。"

雷说："（声音变大）我告诉你发生了什么。我喝醉了，然后和一个陌生人回家了。之后我断片儿了，不知道发生了什么。"

你说："情况听着确实有点糟糕（第五阶段），你担心昨晚发生了不好的事情，对吗（第三阶段）？你是在担心患上性传染病还是担心鲍勃会怎么想？如果是我的话，我可能也会担心（第五阶段）。"

雷说："我再也不想谈这件事了，想想都很生气。"

你说："发生这种事，确实会让人无法平静（第五阶段），我猜你现在肯定心情不怎么样（第三阶段）。我知道以前人们对你很苛刻，这导致你现在很难与我自由地交谈（第四阶段）。你确定不需要我的帮助吗？"

自我验证和验证他人

我们在面对压力时，都需要进行情感验证。边缘型人格障碍者的家庭成员与他人相比，可能更需要情感验证。几位研究在关系中进行验证的科学家发现，正确使用验证的技巧能够使关系变得良好。对边缘型人格障碍者家人进行情感验证的方式，同样遵循验证的六个阶段。

如果你爱的人患有边缘型人格障碍，你就同样需要进行自我验证。当你意识到自己情绪失调时，前三个阶段的验证（保持清醒、准确地映射及主观臆断）已经毫无作用，并且听起来很虚伪。但是，你可以使用第四阶段和第五阶段的验证。你可以看看自己的反应，考虑一下自己的过往经历，你的生理特性或者目前的状况是否都有助于解释你的行为。你可以和自己说："因为你在乎他，才这么伤心难过，父母都是这样的。"这就是使自己的行为正常化的例子。用心做自我验证能够让自己的情绪更加易于管理。

练习验证

验证有许多不同的方法，你可以验证一个人的诸多方面，具体方法如下所示。

想法："我知道你为什么会担心那件事，它确实是个隐患。"

情绪："你们分手了，你当然很伤心，这太打击人了。"

行为："我理解你为什么从他身边走开，而不是站那儿继续和他理论。"

观点："当然你现在不用谈论那件事情。"

能力："我知道你能做到，你也有能力做到。"

为了帮助你识别验证的必要性，想象一下最近你和自己所爱的人的互动，他们情绪激动时，你们的互动如何？验证能够帮助我们所爱的人缓解情绪。

在以下的每条横线上，如实描写当时的场景，尽量翔实，之后写下你觉得在这种场景下可以使用的验证表达方式。

描述场景_____

_____

我如何得知我们所爱的人的情绪正在变得异常？_____

_____

运用验证的例子，我可以说：_____

想法_____

_____

情绪_____

_____

行为_____

_____

观点_____

_____

能力_____

_____

验证行为

当你对边缘型人格障碍者的行为有不同的反应时，你爱的人也会产生不同的回应，这些典型的行为模式通常会引发制造危机、具有破坏性和自我毁灭性的行为，让你怒火中烧。验证是给予不同反应的关键一步，它能防止情绪升级，而使用之前的例子来进行练习能够让它逐渐成为一种几近自然的反应。当然，除了验证，还有其他的办法可用。

在第 2 章结尾，我们列举了几个能帮助你与深陷情绪旋涡的亲友互动的办法，我会在第 4 章详细解读每个步骤。当下次凌晨两点你接到妹妹的电话，或者儿子突然出现，要求你帮助他们摆脱困境的时候，这些方法能帮助你正确应对。这些新方法都是基于此前你已经了解的关于边缘型人格障碍者情绪失调的五个方面，它们不仅在危机时刻有效，即便你有一个很久未被解决的问题，这些方法也能帮助你完成富有成效的对话。

第 4 章

平衡反应和优化结果的五个步骤

现在，我希望你已经了解边缘型人格障碍者的行为背后的原因，以及你为什么要摒弃之前的应对方式，而给予不同的回应。如果阅读过第 3 章，你就会理解为何验证对治疗情绪失调非常重要。但是将理解转化为行动并非易事，特别是当你因无力让亲人改变而感到疲惫时。许多深爱边缘型人格障碍者的家人都会觉得自己身心疲惫，已经无法再承受夜里两点打来的让人苦恼的电话或者另一个不悦的意外。他们不能眼看着亲友一遍又一遍地遭受痛苦。他们应该怎么办？

我告诉这些边缘型人格障碍者的家人，理解边缘型人格障碍如何形成确实能使他们产生不同的反应。实际上，新的理解需要一段时间才能促成改变。因此我给大家五个简单的步骤，无论你觉得自己是因为危机而感到压抑，还是想维持有效的对话，都可以使用这些步骤，而且这样做马上就能带来变化。这些步骤方便记忆，而且你可以随时练习使用它们，你也可以随时用它们来应对情绪的威胁。最终，你会改变自己的行为，改变对自己所爱的人的应对方式。有时，如果你改变了自己的行为，你爱的人的行为也会随之发生改变。我相信，你会惊讶于这五个步骤带来的成效，随着时间的流逝，它们将会产生持久的影响。

身处危机中，如何进行反应

不管你曾有多少次半夜接到对方的求救电话，也不管你曾有多少次发现自己在一段平常的对话中被对方攻击，每次你还是会感觉内心严重失衡。极端失调的行为总会给你带来打击，当突然遇到指责、无礼的要求或痛苦的恳求时，你往往会变得沮丧、充满怨恨、脾气暴躁。在这些情况下，很少有人能够沉着应对，此时，我们需要一种快速、自动的反应，这些反应需要抑制而非助长情绪的火焰。你可以持续练习下文提到的五个步骤，在下次凌晨四点拿起电话时，这些会成为你的自然反应。你也可以在遇到危机前后使用这些步骤，如你想和自己深爱的人谈谈伤害她自己的行为方式。我们将在之后的内容中讨论如何在非危机时刻使用这五个步骤。

在介绍五个步骤之前，我们要明确，首要步骤就是管理自己的情绪。如果你情绪低落，就不可能做出有效回应。你的反应不会如预期一般，而是会脱口而出一些话，但过后就后悔，如果你情绪失调，就无法思考自己真正想做的是什么。所以，首先要管理好自己的情绪。或许你会觉得说起来容易，但即便你已经措手不及，你还是有办法调节自己的情绪，我们会在下文中具体阐述。

以下是有效回应的五个步骤。你或许想要把它贴在家里，以便时常可以看到，直到有一天它们留在你的记忆里，时刻提醒着你该如何做，并且让你坚信这是与边缘型人格障碍者最好的交流方式为止。请直接遵循以下步骤，你会找到实施每一步的详细内容。

有效回应边缘型人格障碍行为的五个步骤

1. 管理自我情绪

2. 验证（每一步都需要）

3. 询问 / 评估

4. 头脑风暴 / 解决问题

5. 找到自己的角色定位，获取相关信息，听完对方想要的结果后，想想自己可能会制订的计划

练习，让自己对五个步骤变得融会贯通

如果在非危机时刻练习使用五个步骤，将有益于我们熟练掌握

- 在没有边缘型人格障碍者的场景中，练习管理情绪

- 习惯在头脑中进行自我验证，或者验证其他非边缘型人格障碍者

- 当朋友向你倾诉时，试着询问对方需要什么

- 寻找能够进行头脑风暴或解决问题的机会，如在工作中

- 养成对自己的角色进行定位的习惯，当设定目标的时候，参考结果（如朋友的问题、家庭项目及工作任务等）

步骤一：管理自己的情绪

当你情绪激动的时候，有几个简单的办法能够帮助你缓解情绪，如果你在危机之外的情况下练习过，如遭遇堵车而感到郁闷时，或者因为痛苦的记忆而难过时，那么你在危机中更容易正确应对。

暂停：深吸一口气，注意你的身体感受。把它们标记为自己正在体验的情绪	"噢，不，又来了，现在是凌晨4点钟！我的心脏一阵乱跳，我突然感觉肚子疼，脑子里乱七八糟。我正在体验的情绪是愤怒。"
注意自己的身体姿势：松开双手，放松脸上的肌肉，确保其他部位的肌肉也没有紧张	"当我妹妹凌晨4点来电话的时候，在接电话之前我会做深呼吸（我总是知道电话一定是她打来的），之后我会从床上起来，把全身伸展开，这有助于我把注意力放在自己的身体上而不是我的愤怒上。"
微笑：给你的大脑发送放松的信号	"真不敢相信这样做如此有效。微笑的时候伸展身体，马上就会让我感到平复下来。"
验证、给自己鼓励	"发生这样的事情，我产生的情绪可以理解。" "因为我爱这个人，所以才会产生这样的情绪。" "情绪让我想提供一些帮助。" "我承认，此情此景让我对自己深爱的人产生了负面情绪。"

情绪激动时，如何管理情绪

暂停对话

注意自己的身体姿势

微笑

验证以及自我鼓励

　　如果你暂时还不会使用以上的四个步骤来管理情绪，可以试试"反向行为"，它是一种用行为改变情绪的有用技巧。

如果你觉得即使已经练习使用了自我管理情绪的方法，但在与自己所爱的人互动时，自己的情绪仍然是个大问题，你可以花时间探究一下哪类事件会激发你强烈的情绪。

辨认情绪激发事件

有时候，我们都会比平时更情绪化，做出在任何正常情况下都不会采取的情绪化的应对行为。如果你想辨认出自己对自己所爱的人的情绪化反应的激发事件，可以使用以下的评估方法。一旦了解了让自己更脆弱的事件以及激发情绪的情境，你就可以决定如何改变自己的情绪或在某个时刻选择不与你所爱的人互动。

1. 回忆与自己所爱的人的特别糟糕的几次互动。
2. 在互动开始阶段你们有情绪吗？情绪是逐渐形成的还是突然爆发的？
3. 那天是否还发生了别的事情，让你更加情绪化？你是不是处于疲惫、生病状态或者工作中有糟心事呢？这些因素都会增强你的情绪化，降低你与所爱的人互动的有效性。
4. 对事件做一些分析，可以问自己一些问题，如下所示。

   a. 你是什么时候开始情绪化的？这是激发事件，大部分问题都有模式，因此你需要寻找类似的激发事件。

   b. 当你和你所爱的人之间的问题不可避免时，是如何走到这一步的？是否存在一个特别的时间点？

   c. 在你情绪爆发之后发生了什么？你是否改变了自己的行为？你所爱的人是否也改变了原来的行为？你们是不是有几天没说话？这样一来，可能会加剧你爱的人的情绪反应，如冷战，或者强化你的行为，如她很生气，好几天都没和你说话，这样你就觉得能有几天从处理她的问题中解脱出来。

对于这些糟糕的互动，你可以想想激发事件是什么，回忆你的反应是什么样的，以及是否有什么办法能改变你的反应，不让双方的矛盾升级？你自己的情绪是否妨碍了你们进行沟通？如果是这样，请返回来继续练习管理情绪。你是否强化了你所爱的人的行为？如果是这样，为了改变自己的反应方式，你可能需要反复练习。你的行为是否让矛盾升级？如果是，想想怎样互动才能得到理想的结果。

莱恩汉的反向行为技巧：用行为管理情绪

所有的情绪都有对应的行为，也就是情绪驱使你做的事情。如果你想在当下缓解情绪，就需要使用一点反向行为。人们在人际冲突中最常体验的情绪就是恐惧、愤怒、内疚和悲伤。我们将在第 11 章讨论恐惧和内疚，接下来，让我们来讨论如何使用反向行为技巧来管理愤怒和悲伤。

愤怒

愤怒让人想做出攻击行为，包括打电话、发邮件。最重要的缓解愤怒的方式就是**脱离情境**（Disengage）。走开、挂断电话、不发短信、不写邮件都可以，但在争论中不能做最后一个说话的人，不要带着怒气。只要与对方拉开距离就可以。如果你还深陷在争论中，你的愤怒只会持续甚至升级。脱离情境之后，练习友善地对待你所爱的人。站在对方的角度看世界，对他们抱有同情心，对他们做些友善的事情。愤怒在同情心面前将荡然无存。

人在愤怒的时候，很难理性地思考。愤怒的暗示不断涌现，所以，要持续运用同情心来缓解愤怒。

悲伤

悲伤会让人想隔离自己，自我放弃，蒙头躲进被窝里，也会使人不想作为。家庭成员有很多次都想要帮助边缘型人格障碍者，但总是精疲力

竭，到头来，边缘型人格障碍者还是充满悲伤与绝望，有时候，甚至会想自我放弃。此时，反向行为就成了一种激活治疗的方法。不同于缓解情绪反应，此时，我们需要优化身体的生理机能。请活动起来，如果想缓解悲伤的情绪，那就快步走一会儿吧。例如，打网球、游泳、看看有氧舞蹈的视频。从长期来看，这能激活你身体的支持系统，使你去做一些与自己所爱的人无关的愉悦的事情，虽然很难，但这可以帮助你爱的人。你还可以研究一下你所爱的人能做的事情，例如可以帮他们找到一个支持小组，去参加本书第12 章和结尾列出的家庭倡导团队等。不要让你的身体和情绪变得平静。

步骤二：验证

➡ 明确你所爱的人的处境，包括其情感、想法和行为，然后安抚他们的情绪

➡ 当情绪开始累积时，停下来，再次进行验证

以下是一些有助于快速记忆验证方法的"规则"。

- 验证的一般都是情绪体验，例如可以说："我知道这件事一定让你很受伤。"或者"我理解你为什么会对这件事很生气。"（绝对不要说"你不该这么想""不会那么糟糕"或"好吧，凡事往好的一面想……"）

- 不要纠正或反驳你所爱的人以试图对其进行安抚。不要说："我知道你觉得自己很蠢。"也不要再接着说："但你根本就不是这样的。"

- 绝对不要验证无效的信息，不要说："好像你觉得昨晚喝那么多并不好。"也不要说："没关系，以后不要再喝这么多了。"更不要说："好吧，我知道你只是控制不住。"这些话只会加重对方

的无力感，让她确认自己无法自我控制，由此变得脆弱。你可以
说："如果你感觉如此的话，是否可以做些什么，避免下次再去酒
吧呢？"

- 有疑问的时候，用询问来代替直接表述，可以问："那你觉得怎么
  做会更好呢？"不要说："你应该……"或者"你觉得有些失望
  吗？"不要说："很明显，你看上去很失望。"边缘型人格障碍者
  总是很反感别人告知他们自己的想法和感受，因为他们在过往的
  经历中一直在被告知自己的感受、想法和行为都是错误的。

步骤三：询问／评估

- 温和地询问："你想要我怎么帮助你呢？你想让我倾听、给出建议
  还是帮你搞清楚怎么做呢？"
- 如果答复是："听我说就好。"那就跳过步骤四（头脑风暴／解决
  问题），直接进行步骤五（找到自己的角色定位，获取相关信息）。
- 如果对方希望你能提供一些建议，你就需要评估正在发生的事情，
  具体问题如下所示。
- 发生了什么事？
- 什么时候开始的？
- 你爱的人怎么看这个问题？
- 如果问题得到解决，他们想要一个什么样的结果？

步骤四：头脑风暴／解决问题

- 和你所爱的人一起列出一个解决办法的清单
- 和你所爱的人合作，挑选出一个选项
- 在你所爱的人实施这个办法时，预估可能会发生的问题

步骤五：找到自己的角色定位，获取相关信息，听完对方想要的结果后，想想自己可能做出的计划

- 你是否需要提供一些帮助，以此支持自己所爱的人实施计划？

- 如果需要，提出一个打卡／跟进需求。告诉对方，你非常想知道随后发生的事情，想了解一切进展。这对于处于危机中的人来说非常有效，而且你也不必总去猜测事情的进展。

行动中的五个步骤

这里有一个使用五个步骤的范例，在这个场景中，苏珊（Susan）去了妈妈家里，她看上去明显很难过。

妈妈："发生什么事了？"

苏珊："你不会真正关心的，你一定会觉得我身上发生的一切都是我罪有应得。"

妈妈："（暂停，做了一次深呼吸；她意识到了自己想要自我防卫的想法，但她知道这没有什么用，而且还会加剧苏珊的情绪）[**管理自己的情绪**]苏珊，你看起来很难过。如果你想告诉我或需要帮忙，我随时都可以。你想要怎样呢？[**询问**]"

苏珊："（生气）我想你让我的生活好过一些，现在的一切对我来说简直糟糕透了！"

妈妈："我知道。[**验证**]告诉我发生了什么？"

苏珊："我男朋友不理我了。（抽泣）"

妈妈："我知道你受到了伤害，[**验证**]你想说说到底发生了什么吗？[**询问**]"

苏珊："我一遍遍努力，但他都不给我回电话。"

妈妈："男人就是这样。[**验证**] 我们一起说说吧，你只是想让我倾听还是想让我帮你一起想想接下来可以做什么？[**询问**]"

苏珊："我想要你帮忙。(情绪再度升级)"

妈妈："(微笑)[**管理自己的情绪**]。那好，一个一个说，告诉我是什么时候的事，我现在就在听你说。[**评估**]"

苏珊："嗯，我们昨晚一起出去了，我觉得他在看另一个女孩。我说他是个混蛋，他就离开了，现在也没有给我回电话。"

妈妈："好，那你希望我帮你想想接下来可以怎么做吗？[**询问**]"

苏珊："我觉得你什么也做不了。"

妈妈："我觉得也是。[**验证**] 我猜最大的问题是……当然你十分了解布鲁斯(Bruce)，你觉得是想办法让他今天与你说话好一些还是给他一点时间好一些？[**评估**]"

苏珊："或许给他时间会好一些，但我做不到。"

妈妈："要不咱俩一起做点事儿？这样，你就可以给他时间了。[**询问**]"

苏珊："做什么？看电影吗？"

妈妈："听起来不错，我们可以列个表，看看做什么最好。[**寻找解决办法**]"

之后，列表完成了。

妈妈："好了，那你需要我陪你去看电影 [**明确角色**] 还是想要打电话给你的朋友凯丽(Callie)？"

苏珊："我打电话给凯丽。"

妈妈："如果她去不了，你准备做什么？[**解决问题**]"

苏珊："如果她不去，你能去吗？"

妈妈："好，如果她和你去的话，电影结束后能不能打电话给我，好让我知道你怎么样了？[**关于结果，你想了解什么**]"

如果你所爱的人不参与，你怎么办

不幸的是，尽管我们有五个步骤，但是也不能确保我们所爱的人会全程参与，如果他们不参与，你怎么办？假设，你问自己能帮什么忙，想要对问题进行评估，结果她说："我没时间和你说，要么你现在帮我解决问题，要么我现在就去死。"（自杀威胁在边缘型人格障碍者中非常普遍，我们必须认真对待，我们在第 12 章中将会探讨如何应对这一问题）或者，她不停地打断你，不让你问问题或提供帮助。

在这种情况下，积极的结果很大程度上取决于你有多了解自己以及多了解你爱的人。了解自己代表充分意识到事件对你的影响。所以，当你所爱的人不打算参与时，你需要做到：

➧ 暂停正在做的事情，注意自己的体验，注意自己的一些反应，如下所示。

身体反应	你的胃是否紧缩、难受还是平静 你的胸是否紧缩，呼吸是缓慢还是加速 你的隔膜（在肋骨之间的位置），是否有异常 你的肌肉是处于紧张还是放松状态 你的双手是紧握的还是打开的 你的面部肌肉是褶皱的还是平滑的 你的心跳速度是慢还是快
想法	应该说"我觉得你根本没听我说"，而不是"我想帮助你，可你一点都不尊重我"
需求	"我觉得自己想要把电话扔了" "我想对你喊一句'请听我说'" "我想跑到你家里，确保你不会冲动行事"
情绪	"我正在体验的情绪是愤怒、挫败及恐惧"

　　一旦你注意并标记自己的体验，你的情绪就会得到管理。但你也会更清楚这种情境让自己感觉有多不舒服，这会提示你一些你需要了解的重要事情，以便你能更有效地对边缘型人格障碍者做出回应：你的底线在哪里？它什么时候会被僭越？

　　了解你的底线以及什么情况下底线会被僭越，我更愿意称其为"观察极限"，我想强调的是客观地观察自己以及环境很有必要。我们很自然地就会认为边缘型人格障碍者只知道索取，并且想要"操纵"别人，所以，我们需要给他们设立一些类似最后通牒、底线以及"划清明确的界限"。当你把全部注意力放在自己的身体感受、想法、需求，以及将你的情绪进行标记时，随着时间的流逝，你会逐渐清楚自己真正的底线，你也会明白什么情境下这个底线会被僭越。你不必在你爱的人面前强压怒火，因为如果之后突然间你的底线被僭越了，你就会开始在自己和患有边缘型人格障碍的亲人之间筑起一道心墙。

　　熟练观察自己底线的技能会随着时间的流逝而发展，但是用心培养很重要，因为个人的喜好常常会在因情绪支配的互动中消失。当处于危机中的亲友来找你，但是拒绝运用五个步骤的方法来管理情绪时，你极有可能需要考虑自己的底线在哪里，以及接下来应该怎么做。因此，一旦停下来注意到自己的体验，你可能就需要做一些事情，如下所示。

- **告知你所爱的人你的底线。**
- **告诉他们如果不能做到某件事情**（如降低音量、给予你说话的权利、停止诅咒你等），**你就准备停止谈话。**
- **给他们一个机会，你需要让他们改变自己的行为，以你能够接受的方式和你互动。**这个方法的主观因素比较多，关键是要考虑清楚在某种情况下怎么做比较合理。如果你的底线仅仅能容忍一次这样的互动，如"我想让你不要再说我不关心你"，那么你就可以给对方几次改变行为的机会，你可以说："你又这样，请停下来。"
如果你能够容忍对方做出几次这样的互动，如"每次对方一反对
你的想法，就会摔门走开"，那你可以给对方一段相对较长的时间
去改变行为。如果这样的场景反复出现几次，你所爱的人就不会
再摔门而去了。关键是要给对方留出改变行为的时间。

➤ **确保你主导这个过程：你因为自己的反应和期待的结果，才想要
结束一次互动。**

— "我知道对你来说可能很痛苦，但我必须这样做才能维护我们之
间的关系。"

— "我不能马上这样做，因为我还在忙着工作，确实没时间。"

— "我知道，过去我总是接听你打来的电话，可你现在竟然一天打
20次电话，对于我来说，接听20次电话已经多到我无法忍受了。"

➤ **你必须说到做到。**如果你说过，假若对方不停止做某种行为，你
就会终止谈话，那么一旦对方确实没有停下来，就请说到做到，
否则，你只会在不经意间强化那些你原本希望对方停下来的行为。

➤ **为什么了解自己所爱的人如此重要？**如果你所爱的人用自我伤害
之类的威胁来拒绝使用五个步骤，显然你必须先了解这个人，了
解哪些因素会强化他们的行为，进而得出应对策略。如果有个人
说她要自杀，你永远都不能在电话里傲慢地对她说："我不会再和
你说话了。"之后立刻把电话挂断。但如果根据你以往的经验，你
知道即便你的底线已经被僭越，也无法改变对方的行为，并且反
而会进一步鼓励对方做你无法忍受的事情，这时你就需要给出一
种不同的反应。如果一位女士说："我需要你立刻解决这些事情，
否则我就自杀。"或许你可以说："好吧，那我叫警察来。"如果她
确实在认真考虑自杀，叫警察来无疑是最正确的选择。但很多时

候，说要自杀的边缘型人格障碍者并非真的想这么做，这就使你可以返回询问 / 评估这个步骤，同时重申你的底线，然后在把你的底线告诉她之后，验证她的感觉。

➡ **告知你所爱的人自己的底线，验证并且缓解对方的情绪。**

➡ **向你所爱的人保证，在其他时间和其他情况下随时都可以找到你。**

应对不参与的行为

我曾经的一名患者总会在电话里尖叫，当我试图说话的时候，她就会插嘴，诅咒我，然后挂断电话，之后我就很担心她会自杀。后来，我终于意识到，每当电话响起的时候，我都非常害怕，每次和她打电话，我都盼望能够快点挂断。我认为在此时自己产生了挫败感，这确实让我很受伤。

首先，我与患者进行了一次谈话，向她说明发生的事情：最近，你打来电话，总是朝我大喊，诅咒我，之后就挂断。现在我一听到电话响起，就很害怕，因为我知道是你打来的。我认为你给我打电话不是为了不进行沟通就挂断的，我也知道你打电话时非常难过，但你的行为确实让我很受伤，让我觉得自己是个业余的治疗师。如果我们的谈话不能让我感觉好一些，那么我就不会再接听你打来的电话。

此时，她变得失控了，她说我只考虑自己。我验证了她的情绪体验，讲述了关于我的事实，继续我们的谈话。我对她说："我知道你不想听。你觉得我也不愿意听你说话，好像你生命中总是充满了不愿意听你讲话的人。但你没错，我就是这样。我不喜欢别人打断我、诅咒我，或者在我没说完的时候挂电话。我希望别人听我说，这就是我的想法。我们必须想办法解决问题，否则几个小时以后我就再也不接电话了。"

我确保在与她交谈的过程中，明确提出了我的需求。我想让她听我说话，而不是诅咒我，也不是挂我的电话。我给了她几周的时间，希望她能有一些进步。我在电话里一再表达我理解她的难处，同时也提醒她这确实是我的需求。最后，她还是没有改变。此时，我告诉她往后下午 5 点以后，她都不可以打电话给我。除非她改变了自己的行为，才可以在白天早些时间打给我。（让她选择以不同的方式接触我）虽然历经了几个月的时间，但是她的行为终究发生了变化。之后，我允许她夜间再给我打电话，她也再也没有越过我的底线。

如果被自己所爱的人攻击，或自己所爱的人极度情绪化的时候，应该怎么办

还记得吗？五步反应法的最重要的目标就是管理情绪。如果你所爱的人拒绝参与，或者根本不听你的验证，不回答你的问题，很可能是他的情绪已经慢慢地失控。有时，尽管你尝试给出对对方有益的回应，但最终还是被攻击。在这种情况下，可以采取一些措施，如下所示。

1. 停下，管理自己的情绪。

如果可能，在手里放一些冰块，这会缓解你的情绪，而不至于回击对方。

2. 几分钟之内，除了验证，什么都别做。

重述对方说的话。"所以，你正在工作，你老板说想与你谈谈，你真的很紧张。"

说一些有趣且充满关爱的话。"我理解，再和我多说一些。"

提出问题。"之后发生了什么？"

将对方的某些反应正常化。 "遇到这种情况会让人很难过。我知道，这确实很难以接受，对谁来说都一样。"

3. 在情绪爆发之前，返回进行之前的事项，如解决问题或给出建议等。

关键是停下来，进行验证，直到情绪得到缓解。任何人都会因为情绪而丧失动力，情绪可能会在一瞬间再次被激化，那你就需要停下再做验证。

你也许会发现若想改变自己所爱的人的行为，有时需要顺其自然，有时需要基于有效的步骤

明确和沟通底线

我们都有底线，我们需要保证底线不被僭越。正如我们在前文中提到的，当边缘型人格障碍者生命中出现危机时，以及我们在帮助我们 所爱之人的漫长岁月里，我们的底线可能会被僭越。很不幸，研究表明，一旦底线被僭越，双方就不可能再回到从前的状态，同时双方的关系也会无法挽回。因此，为了避免糟糕的事情发生，我们必须清楚自己的底线。问题在于在某个人或某件事情触碰到我们的底线之前，我们都不清楚自己的底线。因此，我们需要细心观察以便了解自己的底线。管理自我情绪的步骤为我们说明了如何观察自己的内心。我们需要注意自己的身体感受、想法以及想采取的行动。你是否注意过，当自己站在某个特定的人身边或想到那个人就会感到害怕，或者不想接他打来的电话的时，你的身体都很僵硬。你正在观察，如果你知道引起身体反应的原因是什么，如她打电话的时间太晚，频率太高，诅咒你的次数太多，指责或批评你，说了伤害你的话等，你就会观察到自己是有底线的，如你不喜欢

夜里 10 点之后有电话打来，不能忍受一天和同一个人打 4 次电话，不喜欢被斥责、被伤害等。你需要考虑这段关系对你来说是否还很重要，你是否打算与对方"讨论一下自己的底线"。

通过练习发现自己的底线

我们都有很多没有明确说出来的底线。在开始积极地观察自己并确认底线之前，我们可以尝试发现一些没有说出口的底线，也包括与边缘型人格障碍者无关的底线。我们可以问自己一些问题，如下所示。

- 如果别人来家里做客，你是否有某些底线？如果有，对方什么时间来家里做客合适？什么时间不合适？
- 你和朋友打电话时是否有底线？和家人打电话的时候呢？和患有边缘型人格障碍的亲属打电话的时候呢？
- 你和别人身体接触时的底线是什么？
- 你对语言和情绪的底线是什么？你是否可以忍受对方诅咒你、大声叫嚷、身体晃动的行为？

当自己的底线被僭越时，使用"正反意见 / 利弊权衡表"来决定是否告知对方

在辩证行为疗法中，我们会使用四象限的正反意见 / 利弊权衡表来帮助人们做出明智的决定。这种方法乍看之下也许像是在重复相同的内容，但却能得出不同的结论。接下来，我使用正反意见 / 利弊权衡表来决定是否要在周五的夜里接我妹妹的电话——她刚刚外出喝完酒，在半夜打电话给我。

	接电话	不接电话
正面意见 / 利	她周六不会生气 电话不会响一整夜 知道她在家里	不会被大声呵斥 可以和丈夫度过安静的夜晚 不会对妹妹发脾气
反面意见 / 弊	会毁掉整个晚上 会让我丈夫难过 会让我失控	我会担心她 她会打电话给我妈妈 她会给我留 100 条语音信息

正反意见 / 利弊权衡表没有对错之分，也不是不同象限的叠加，我们使用它主要是为了给自己找到"明智"的答案。我看着这些意见，倾向于选择接电话的弊端以及不接电话的有利的一面。如果可能，我会提前和妹妹交谈，告知她我的底线，让她知道我不会在周五夜里的某个时间点之后接她打来的电话。

明确以及沟通底线的过程总结如下，你可以考虑将它随身携带，以便在有效观察自己底线的时候派上用场。

明确并沟通自己的底线

观察自己的体验，明确自己的底线

注意自己的底线是否被僭越

决定是否告知对方自己的底线被僭越了

如果是，与对方进行沟通（首先要管理好自己的情绪）

如何提前沟通底线问题

正如我妹妹周五晚上打来电话的例子一样，如果你能提前与对方针对自己已经明确的底线做过沟通，大部分情况下，你会做得更好，如下所示。

1. 确保你清楚自己的底线。

2. 如果你爱的人已经情绪低落，请不要与她谈论你的底线问题。此时，她很脆弱，因此她的反应一定都是负面的。描述场景的一些事实，通常讲一个最近发生的大家都记得的场景会比较有帮助。

"周五晚上，你出去聚会，通常回家后都会给我打电话。上周五晚上，你在10点以后给我打了4次电话。"

3. 表达自己的感受，同时也要验证你爱的人的体验，安抚他们的情绪。

"我很愿意与你谈话，但我确实想和丈夫一起度过周五晚上。你打来电话确实让我很矛盾，而且你还喝了很多酒。"

4. 告知自己的底线。

"所以，周五晚上喝了酒之后，请你不要再打电话给我。"

5. 对情绪升级有所预期，继而安抚并验证对方的情绪。

"我知道，周五晚上，当你回到老旧的大公寓时，你会感觉很孤单，所以真的很想找人说说话。"

6. 现在你可以采用五个步骤来应对危机，解决你爱的人的问题，以避免她僭越你的底线，同时还能对她有所帮助。

"周五晚上，当你孤单的时候，你可以做些什么呢？"

有效沟通底线问题的温馨提示

- 不管接下来发生什么，持续以不同的方式重复陈述你的底线，如"我不想你去酒吧喝醉之后给我打电话"，之后做一些验证。

- 记住这个底线是关于你的，不是关于你所爱之人的。你需要知道当你妹妹从酒吧回到家以后，在晚上10点给你打电话会让她的生活更好一些，至少不会更糟糕。不要表现得好像设置底线是为了让她更好，这些底线其实是为了你自己好。

- 确保在沟通底线问题的时候，你能安抚你爱的人的情绪。探讨底线问题比较困难，而且可能还有一点破坏性。如果可能的话，给对方一些别的选项。例如，就周五晚上来电话的例子来讲，你可以说："我知道，你在周五晚上非常想和我聊聊，我也确实很想知道你发生了什么事情。那是否可以考虑在周六早上等你醒来后再打给我呢？我们可以一起回顾周五晚上发生的事情。"

- 验证让人撤回某些行为是极其困难的事情，例如："我知道，这对你来说太难了，因为你真的很想在周五晚上和我通话，不做你自己想做的事情让你非常难受。"或者"当你想打电话的时候，别人告诉你不可以这样做，但这对你来说简直太难做到了。"

- 诚恳地讲述自己准备做什么以及为什么这么做。不要和你妹妹说是你丈夫不让你接她打来的电话的。

交流底线问题时，如何坚持自己的立场

- 记住，交流底线问题时，你所爱的人可能会很难过，如果你在这时放弃，将会让对方的情绪升级；同样，如果下周五晚上你接起了电话，你只会强化你所爱之人再次打电话的行为。

- 时刻记住，当你所爱的人清楚你的底线时，她或许会很痛苦，这也许会给你带来情绪上的困扰，从而让你再重新考虑关于底线的问题。举个例子，你给弟弟交了几个月的房租，现在你意识到自己没有钱再帮他交房租了。你"观察"到自己有个底线，你需要和弟弟谈一谈。当你告诉他自己不能再帮他交房租时，毫无疑问，他会做出情绪化的反应。这种情绪可能是愤怒，因为你不再给他交房租；也可能是恐惧，他会担心自己交不上房租。这些情绪都有可能会迫

使你放弃原先的决定。现在，你会想要重新考虑一下自己的底线，或许你还有额外的钱来支付未来几个月的房租；或者你愿意再接几次深夜打来的电话。通常，问题在于边缘型人格障碍者的情绪以及由此引发的诸如哭泣、威胁之类的行为会影响你自己的情绪。

当人们交流底线问题时，最典型的情绪就是内疚（例如，"我不该这么说。她比我更需要。我伤害了她"），羞愧（例如，"我应该是一位好父母/丈夫/朋友"），以及恐惧（例如，"如果我不这么做，她可能会自杀"）我会在第 11 章中详细阐述这些情绪反应。现在，你已经知道，如果因为自己的情绪而放弃说明你的底线，会使你所爱的人的情绪升级。更重要的是，你将会逐渐破坏你们的关系。如果你继续改变自己的底线，你自己心中就会产生抱怨。想象一个场景，你确实很不喜欢某个人所做的一件事情，想想你真正想与对方说的话，或者想告诉对方的底线，但是你没有说。最后会发生什么？通常，因为对方的某个行为触碰了你的底线，你会在某个节点爆发。很多时候，最终的爆发都会导致关系的破裂。

- 在沟通底线问题时，你可以逐字重复自己的话。这会使自己明白一些可以重点关注的点，例如重述自己的极限、舒缓情绪的话语等，以此缓解你的激烈情绪，提醒自己进行底线沟通的好处。如果你已经做过正反意见分析，你可以重复看一遍分析的结果，关键是要不断告诉自己不沟通的后果。
- 了解放弃底线与根据情况改变底线的区别。如果你把底线想象成分界线，你就会觉得它像石头一样不可挪动。在以往，治疗师和脱口秀主持人总会谈论给边缘型人格障碍者"设立分界线"的必要性。但今天，我们不用"分界线"这个词，因为它就像墙一般难以越过，也不够灵活，一旦被设立，就不能更改。使用界限时，我们认为它们是灵活的、可以随情况发生改变的。我和丈夫之间的界限与我和母亲之间以及同事之间的界限都不会相同。通常，我与患者沟通的时间点都很灵活，但是如果我的伴侣正在接受背部手术，我需要有几周时间来照顾他，我的界限就会暂时不太一样，患者就不能像往常一样随时联系我。

界限可以随着情况的变化而变化。如果你所爱的人正在经历悲惨的事情，例如，她任职的公司即将破产，准备裁员，此时你可以适当改动自己的界限。举个例子，如果你之前设立的界限是"来家里拜访之前要事先打电话"，在你爱的人的公司裁员而她尚未找到新工作之前，你可以放宽这个界限。当然，如果你所爱的人每天都在不合适的时间造访，即便你暂时放宽了界限，你可能也需要告知对方其他的界限，关键是要把界限看成是灵活可变的。

如何在非危机时刻采取行动和做出反应

边缘型人格障碍者倾向于陷入毁灭性或自我毁灭性的行为模式中。如果你关心他们，你就很难眼睁睁地看着他们一遍一遍重复犯同样的错误。当你想与他们讨论问题时，又很容易激发他们的情绪。或许你讨厌看到自己的弟弟身陷危险的性行为中，你很想在他平静的时候谈谈如何做出能够保护自己的选择。或许你的女儿想实事求是地与你谈谈她的男朋友。不管你爱的人是否患有边缘型人格障碍，你都希望针对这些问题进行有建设性的谈话。你最美好的愿望就是你所爱之人能够逐渐解决正在有损他们的幸福甚至安全的问题。

很不幸，即便你所爱之人没有患边缘型人格障碍，这样的谈话也会引发很多冲突，最终不但没有使自己深爱的人的状况得到改善，甚至可能让事情变得更糟糕。如果是面对边缘型人格障碍者，例如你的弟弟有可能因为被批评变得极端情绪化；本来你觉得与女儿的谈话进行得很好，或许突然间女儿指责你，说因为你不喜欢这个男人，才给她造成了很多麻烦。因为边缘型人格障碍者有潜在的情绪冲动，使用五个步骤来进行反应就尤为重要，这可以让他们的情绪变得可控，为进一步解决问题做铺垫。

如果处于危机中，也可以采取一样的步骤，假若危机不是迫在眉睫，在进行第三步的时候，就会遇到两种情况，如下所示。

步骤三——询问："我可以帮助你吗？"或者"你需要我的帮助吗？"	
"需要" ↓	"不需要" ↓
评估： 发生了什么？清晰地了解问题的起源。是在什么时间发生的？需要谁来解决问题？	**验证**你爱的人的看法 **承认**自己无法提供帮助 **之后再找**你所爱的人了解问题 如果有必要，请**明确和沟通自己的底线**

如果你所爱的人需要你的帮助

你的任务是要继续进行第四步和第五步，尽你所能以一种支持和鼓励的方式和对方沟通，不要居高临下：给你爱的人一些温柔的话语（不要傲慢，让对方觉得自己是脆弱的），鼓励他们相信自己可以做到计划好的事情。把自己想象成一位教练，你爱的人是运动员，即便你不在，他们也可以比赛，但是如果你能在旁边鼓励他们，那么他们会做得更好。

在第四步中，当你询问自己应该扮演什么样的角色时，请尽量详细，可以问一些问题，如下所示。

"我应该直接帮助你吗？"
"你想让我在你身边做拉拉队长吗？"
"你只是想让我等待事情的结果吗？"

在第五步中，对结果表达出自己的兴趣，可以提出以下问题。

"我确实很想知道结果怎样了。"
"你愿意告诉我事情的进展吗？"

在实践五个步骤的整个过程中，如果你所爱之人的情绪升级，就往回退一点，多验证一点。当情绪消退时，就恢复到解决问题上来。如果你的情绪升级，请回顾我们在前文中提到的缓解情绪的提示内容。

如果你爱的人不需要你的帮助

或许，你需要多花点时间来培养自己的接纳度。接下来，我们将讨论同情心和接纳度，这两点对边缘型人格障碍者来说有极大的帮助。

当你想提供帮助却被拒绝且自己感到很伤心时，你可以尝试我们在前文中介绍的"反向行为"技巧来调整情绪。

或许，你完成了五个步骤，包括管理自我的情绪，给你爱的人提供帮助，结果，她不仅拒绝了你的帮助，而且还变得更加情绪失调。此时，接受和自我同情能够使自己不会掉入对你所爱的人在情感和行为上做出不当回应的深渊。

练习接受与自我同情

人们常说，我们不能改变他人。作为一名行为学家，我相信我们有能力通过改变应对他人的方式来影响他人，本书的大部分内容也与此有关。最终，与自己所爱的人互动时，我们还是需要有很高的接受度。

辩证行为疗法为人们揭示出痛苦是由伤痛引起的，包括情感上和身体上的伤痛以及对伤痛的不接受。伤痛是生命中以及与人相处过程中的必要部分。我们在与他人维持关系的过程中，不可能没有任何伤痛。然而，当我们不接受眼前的现实时，伤痛就会升级为痛苦。

想象一下把手放到滚烫的炉灶上，你的手会被烧伤。不接受伤痛就等于手没有拿开，而是仍然放在滚烫的炉灶上，却大喊着："我的手烧伤了。"除非你意识到自己的手还放在炉灶上，否则情况就不会发生任何改变。之后，你把手拿开。通常情况下，我们总是谈论着自己的手被烧得很严重，却从来没有意识到我们的手还在开着火的炉灶上放着。

我们需要时刻接受事实，主要包括以下几个方面。

1. 我们所爱的人此刻的状态；
2. 此刻我们对自己所爱的人做出的回应；
3. 眼前的现状。

接受这些事实，并不代表我们希望维持现状，不努力改变下一刻要发生的事情，而是我们非常清楚眼前要面对的情况。

人们常常认为自己必须要接受未来，例如他们说："我必须接受，她永远都不会做出改变。"你不需要接受未来，你只需要接受此刻。我曾经接触过一群身处监狱中的女性边缘型人格障碍者，她们中大部分人都被指控犯下了严重的罪行且被判处无期徒刑。她们都问我如何接受自己要在监狱里度过一生，直至死去的那天为止。答案是她们只要接受自己此刻在监狱里，当天在监狱里就够了。当然，第二天，她们需要再次接受自己在监狱里的事实。第三天如此，第四天也如此。对于她们来说，接受是需要重复进行的。

如果你爱的人此刻是正确的，你就要接受，明天或许你同样也要接受。或许明天她会有所改变，你也要接受。同样，如果你此刻是正确的，你也要接受，明天也要让自己同样去接受。或许明天你也会做出改变，也请你接受。

接纳自己意味着接纳自己的情绪。你一定会对自己所爱的人产生诸多情绪。她的生活并不如你所愿，你会伤心；他会做一些具有灾难性的行为，你可能会担心；她伤害自己和你，你会愤怒；你对他的境况感到失望；你没在特定情境下做特定的事情来帮助你爱的人，你会内疚。不管你的真实的情绪是什么，也不管它们何时会产生，重要的是你要接受它们。你需要认可它们的存在，只有认可了它们，你才能继续接受情绪或尝试改变它们。

来说说在接受的过程中需要做的练习。有一些事情我们只需要接受就好，例如你早晨醒来，不想去上班，你可能需要接受那天是周三，你必须去上班。然后你就起床上班去了。然而，我们在这里讨论的接受不是简单的周三需要去上班，它充满了更多的不确定性。这里需要接受的是痛苦的事情。使用练习，代表我们都承认，并没有一个叫作"接受"的神奇的地方，人们只要到达这里，痛苦的事情就都会消失。相反，在接受这件事上，我们需要不断地努力再努力，所以才需要"练习接受"而不是"达到接受"。

如何练习接受

在你和你所爱的人互动的当下，当你有一个想法或产生某种情绪且由此产生不悦的体验时，就可以练习接受，也可以选择不在与你所爱的人互动的时候练习。很多时候，之前的互动或目前的生活状况都会给你带来痛苦，此时就需要练习接受，具体方法如下所示。

1. 决定自己不接受什么事情。询问自己，是什么让自己如此痛苦。
2. 大声说："我接受……"
3. 注意自己的身体姿势。确保你做出接受的姿势：

    a. 确保不紧握拳头

    b. 放松面部肌肉

同情心—— 一种接受的方法

保证情绪受控的一种有效办法就是培养同情心，当然，这包括接受自己和自己所爱的人。你可以通过发展同情心来练习接受和管理情绪。同情心能够让你对别人的困难产生与其同样的感受，重要的是不要混淆同情和怜悯。出于怜悯时，我们大多会觉得自己所爱的人很绝望、很脆弱，但起不到任何帮助的作用。怜悯往往包含一些评判，但不是接受（"我对她深感抱歉，因为……"）。同情是全心全意地接受对方在此刻的心境。

同情往往开始于自我怜悯，如果你对自己缺乏同情，就很难接受他人或对他人产生同情。在情绪激动的时候很难有同情心，所以在情绪高涨之前就需要不断练习。

练习培养同情心的方法如下所示。

1. 从自己开始：

   a. 想象自己是喜悦的、包容的。看起来是什么样子？你会看到自己脸上露出微笑。想象自己做友善的事情，想着自己用耐心和技巧对某个情境做出反应。

   b. 想想自己积极的品质。你过去做过哪些友善的事情？你何时接受过其他人，即便是在不愉快的情况下？

   c. 大声说出充满同情心的话语以及接受自己的话语。这可以是肯定，也可以是对过往充满同情心时刻的事实陈述。例如："我站在她的角度上考虑问题时，意识到即便她朝我大吼着说恨我，但她已经失去了一切，对于她来说，这实在太艰难了。"找到自己身上值得爱的点，并且将它们反复说出来。

2. 现在，对你所爱的人用同样的方法。写下练习培养同情心的有效方法或许会有所帮助。

a. 想象：把你所爱的人想象成愉悦而轻松的，这看起来如何？

_____

_____

b. 想想你所爱的人的积极品质以及其做过的友善的、充满同情心的事情。

_____

_____

c. 大声说出充满同情心以及接受自己所爱的人的话语。挑出能给你带来平和的感觉的话语，将它们深深地留在记忆中。

_____

_____

关注自己—— 一种自我同情的方式

照顾好自己也是处理好你与你所爱的人的关系的一种方法。除了发展对自己的接纳和同情心，你还需要照顾好自己的身体和情绪。拥有健康的身体会让你更加强壮，即便是在对方情绪化的时候，自己也不会因为情绪困扰而变得脆弱，具体方法如下所示。

- 首先，照顾好自己的身体。确保你吃得健康、睡眠充足，避免摄入过多的咖啡因、酒精及糖分。从工作中抽出时间来为自己充电。做一些能给自己带来快乐，让自己情绪可控的事情，这会缓解你的情绪反应。
- 安抚自己的感受。专家发现每天进行自我安抚的人更不易发怒，确保安抚自己的感受是保持情绪不升级的一个方法。每天花时间做些消除情绪的小事。想想我们的五种感官。

触感：洗个热水澡，抱着你的宠物，摸摸柔软的毯子。

味觉：吃一些能让自己保持平静的食物（如焦糖），饮一杯热茶、可可或咖啡。

嗅觉：用薰衣草、桉树叶、鲜花、肉桂、蜡烛在家中营造出轻松、馥郁的香味。

视觉：看看能够让自己保持平静的东西，如流水、青山、美图以及玩耍中的孩子。

听觉：听听能起到安抚作用的音乐，如冲浪的声音、猫的咕噜声。

- 享受一个短暂的假期。假期通常都是治愈自己、让自己更有力量及给生命持续注入能量的过程。给自己几个小时的时间，坐在草坪的躺椅上，看看运动项目，读一本小说。做一些轻松的事情，不要担心，不要忧虑过去和未来。休息一下之后，你在面对情绪时，就不会再那么脆弱。

走出困境的一个办法就是给予自己鼓励，我们很擅长告诉别人，他们一定能走出困境，逐渐变得强大，但对自己就不行。如果恰好你也是这样，你可以思考和练习做以下三件事。

1. 想想一个朋友打来电话，诉说自己的处境目前与你很类似，你会说什么？
2. 列出三句你准备要对朋友说的鼓励他的话。
3. 每天对着自己重复这三句话，直到你可以自然地把它们说出来。

现在，你已经了解了应对你所爱的人失控的行为和情绪的分级步骤，我们接下来就要看看这些行为到底是什么。在下一章中，我们将具体阐述边缘型人格障碍者的六种行为模式，以及如何使用管理和接纳来应对每一种模式。

第二部分

边缘型人格障碍的多面性

第 5 章

我无法继续忍受

"我要失去杰克（Jack）了！我确定，这让我很受伤。如果失去他，我就活不下去了。"

夜里 11 点，姐姐盖尔（Gail）接到妹妹达纳（Dana）打来的电话，妹妹向她哭诉着。随后，她又在凌晨 1 点和 4 点接到了同样内容的电话。达纳觉得自己要失去丈夫了，因为她白天朝丈夫大喊了好几次，责备他搞婚外情，还威胁他说要自杀。盖尔试图向达纳保证杰克很爱她，并且绝对不会离开她，也试图用其他的话题分散妹妹的注意力。为了帮助妹妹平复情绪，她提了各种建议，但是达纳的情绪正在形成一个旋涡，让她越陷越深。达纳不知道如何摆脱自己的情绪，她一直要求盖尔把她从困境中拉出来。

盖尔很疲惫，不仅仅是因为那一晚她的睡眠不足，之前也发生过这种情况。几乎没有任何预警，达纳会间歇性地被某件事情触发，之后，她就陷入强烈的情绪中，而且她认定自己的余生会这样度过。她的感受和行为完全失控，非常无助。在某个时刻，她会寻求姐姐的帮助。之后，她就抨击姐姐，不管姐姐提供什么样的帮助，她都会指责姐姐对她漠不关心。然后，她会越陷越深，说自己唯一的选择就是结束一切……结果，什么也没变，除了她不停地说自己再也无法忍受。

如果你关爱边缘型人格障碍者，你对这些病症的表现就会非常熟悉，因为情绪失调是边缘型人格障碍的核心问题。当然，我们已经讨论过情绪失调，这似乎是边缘型人格障碍者的常态。实际上，情绪失调对于边缘型人格障碍者来说并非固定不变，情绪脆弱才是常态。任何时候，我们所爱的人在面对情绪失调时都很脆弱。大多数边缘型人格障碍者都会经历情绪相对平缓的时期。然而，他们通常会陷入情绪的旋涡，被持续困扰几天甚至几周，这也是本章要讨论的内容。如果理解了循环是如何发生的，就更容易应对边缘型人格障碍者的行为。

在第 2 章，我们了解到，边缘型人格障碍者生来情绪化，他们通过后天的互动和学习，逐渐变得不相信自己的情绪体验。这种双重打击使他们不仅容易受到极端情绪的影响，而且在情绪失控时会产生极端反应。这就是旋涡开始的方式。

在达纳的例子中，盖尔不知道是什么触发了妹妹的情绪。事实上，达纳自己也不清楚。一旦她进入情绪的黑洞，情绪就开始不断累积，然后她会变得越来越难过。而她的难过，不是因为一开始引发情绪的事件，而是源自自己无法消除这种情绪的无力感。

我们把这个现象称为"旋涡"或"流沙"，因为它只是间断性地把我们所爱的人卷进去，而非常态。然而，没完没了的情绪带来的痛苦确实让人难以承受，所以，自杀在边缘型人格者中并不少见。大多数边缘型人格障碍者会把自己从旋涡中拉出来，返回到自己能够承受的情绪状态中。有时，他们会采取有效的行动，有时是功能失调的行为，最常见的就是自我否认，我们将在第 6 章进行详细的介绍。我曾经遇到过对生活绝望的边缘型人格障碍者，但仍有那么一刻，他们相信自己能够解救自己。

在情绪的旋涡开始旋转之后，边缘型人格障碍者并不清楚是什么激发了自己的情绪，你也不知道你爱的人面前有哪些危险，无论是在世界这个大环境中，还是在一对一的互动中。或许，你觉得这并不重要，因为有专业人士会去弄清楚边缘型人格障碍者的复杂情绪和行为链。为了尽可能阻止所有对你所爱的人的情绪产生刺激的事情发生，你已经精疲力竭，结果，你爱的人还是被深深地卷入情绪的旋涡当中，这常常让人很难忍受。幸运的是，如果你能够修正自己的应对行为，就能缓解对方的情绪怒火。期间，你还会了解激发自己所爱的人情绪的话题和方式。

情绪旋涡解析

接下来，让我们仔细看看这个旋涡以及你与你所深爱的人是如何深陷其中的。

你所爱的人的经历

通常，某种情况的发生对边缘型人格障碍者来说非常痛苦，而这种情况对你或非边缘型人格障碍者痛苦与否并不重要，重要的是它让边缘型人格障碍者产生了强烈的情绪反应。痛苦会持续下去，并且似乎不可控制，无法阻挡。痛苦的经历会占据整个人的身心，此时边缘型人格障碍者陷入了绝望。随着痛苦的升级，失望也开始侵袭。带着这些情绪，你爱的人似乎无处可逃。她犹如站在悬崖峭壁上，目光所及只有无尽的痛苦和绝望。绝望之时，你的伴侣、父母、孩子或兄弟姐妹看起来根本无法摆脱现状，除了痛苦，未来渺茫。

玛丽 45 岁，依据诊断结果，她已经患上边缘型人格障碍。她和伴侣共同养育了一个 5 岁的孩子，但她说伴侣和孩子一次又一次地伤害她。伴侣一再申明自己并不想伤害玛丽，事实上，他也一直努力让自己不要说出任何可能伤害玛丽的话。玛丽觉得自己的情绪已经超载，她认为这些遭遇也是别人伤害她的证据。玛丽的痛苦已让她无法承受，看起来源源不断，似乎自己做什么都无法阻止。为了减轻玛丽的痛苦，有人尝试帮助她解决引起痛苦的问题，有人试图通过和她沟通来理解她的痛苦，但不管别人说什么，她都觉得很受伤。她告诉伴侣，自己再也无法承受这些痛苦了。她同时经历着痛苦本身以及感知自己深陷痛苦的难过情绪中。玛丽无法挣脱，并且她认定这种感觉将永久持续下去。

> 对于边缘型人格障碍者和爱他们的人来说，绝望就是最大的敌人。

情绪脆弱产生的旋涡经常源于某些事件，在事件中，你所爱的人发现了伤害、恐惧、迷茫或某种程度上的痛苦。我说过，要理解这种特殊的机制，不一定要确切知道引发痛苦的具体事件（然而要解决边缘型人格障碍者的问题，最终一定要知晓触发事件）。你需要理解，对普通人来说某种情绪会逐渐消退或缓解，但对于边缘型人格障碍者来说它将永久存在。旋涡又带来了其他情绪和行动，使边缘型人格障碍者产生了一连串的行为，最终他们会为了消除痛苦而冲动行事。玛丽有时求助于酒精，有时也会暴饮暴食。玛丽的行为让她产生了其他不舒服的情绪反应，通常是羞愧和内疚。起初她只是无法控制自己的情绪，现在她连自己的行为也控制不了了，她从心底鄙视自己。

第二种常见的情绪就是愤怒。假设你有一个患有边缘型人格障碍的堂兄要来你家吃饭。然而，他独自在家坐了一整天，没有任何动力让他穿戴整齐来赴约。你在电话中询问他在哪，他因为没有赴约而深感抱歉、愧疚。此时，他感到很伤心、孤独，随后，愤怒强势来袭。这种愤怒像一个逃生阀，强大而充满力量，它将羞耻、内疚、悲伤和孤独关在外面。愤怒让你的堂兄无法体会其他的情绪，他难以接受并感到痛苦万分。由于愤怒，他朝你大吼，随后又更加羞愧和内疚。他的情绪升级，旋涡加速旋转，情绪旋涡的下拉力也变得更强，他发现自己越来越失控，这也让他越来越情绪化。

你会看到，这个循环变得复杂且能自我延续，它的复杂性也造成你所爱的人连续几天甚至几周都困在情绪的旋涡里。通常，他们做出的冲动行为都是为了回避痛苦的情绪，这些情绪会引发个体产生负面反应，也把很多人带入关系危机之中。如果危机（如和家人的争执、酗酒、冲动消费等行为）没有得到解决，就会给情绪的旋涡火上浇油。

并不是只有事件和情绪才会引发情绪旋涡，记忆也可以。边缘型人格障碍者头脑中痛苦的记忆会不时出现。由于大脑具有可塑性，因此他们总是倾向于记住痛苦的事件或时刻。我们都知道：假设你参加了狂欢节，非常愉快，你的大脑就会产生和狂欢节相关的积极的联想。当某件事情能让你想起狂欢节的时候，你会觉得愉快和激动。但是，假如你去狂欢节被一个小丑吓到，大脑就会产生与狂欢节和小丑相关的消极的联想。连看到小丑的图片都会重新燃起你的恐惧，经过街头进行的狂欢节活动也会重新勾起你的恐惧。如果狂欢节和小丑对你的生活构成了真正的威胁，这些恐惧可能就是功能性的。如果在孩子的生日聚会上一名小丑引起了你的惊恐发作，这就属于功能失调了。就像狂欢节或小丑一样，边缘型人格障碍者的大脑也会对情绪产生消极的联想，这些情绪往往很激烈，至少让人不舒服，而且边缘型人格障碍者认为这些情绪不可接受，从而加剧了他们进行消极的联想。这解释了为什么一种消极的情绪能够引发另一种情绪，上述例子中的那位男士就是因为没去亲戚家吃晚餐而感到羞愧，继而引发了自己的愤怒情绪。

情绪往往会连续产生，消极情绪也会主动寻找消极情绪。边缘型人格障碍者就像一块吸收痛苦的海绵，他们吸取一切消极的东西，而且认定自己永远无法逃离生活的悲剧。情绪不断地累积最终会导致我们产生绝望感，这是你和你爱的人的共同的敌人。自杀风险也会随着绝望／愤怒情绪的升级而上升，这是边缘型人格障碍者向你表达"我有多伤心"的一种方式。

你的反应左右事情的走向

通常，当看到自己所爱的人被卷入情绪的旋涡时，人们会陷入两种行为模式：修复或保护。我们往往会自己跳入其中，帮忙修复，但其实这对对方不起任何作用。当看到自己所爱的人情绪激动时，这种本能会变得更强。你费尽全力想要帮助自己所爱的人，避免让他们受到伤害，但为什么你的努力会失败或让事情变得更糟呢？

或许你尝试过给予情绪低落的人鼓励，让他们重新振作，结果却惹对方生气。你出于爱和善意，提出了无数的保证和积极的建议，但感受到的却是你所爱的人强烈的愤怒。问题不在于你不够有爱或你帮助得不够多。通常边缘型人格障碍者对你生气，只是觉得你不够了解他们的痛苦，或者苦恼于自己的情绪化，由于不能自己解决问题而愤怒。对于他们来说，任何不能验证他们体验的回应都显得有些绝情。因此，如果试图帮助他们解决问题，只有承认问题确实给他们带来了极大的痛苦才能有效；而试图淡化问题的严重性的做法则会显得极其无效。你可以试着向他保证，他可以解决这个问题，从而让一直困扰他的羞愧和内疚消失。我们已经在第 3 章和第 4 章了解到，首先验证一个人的情绪体验是最基本的，也是最重要的。

我们所爱的人的情绪越来越低落，或许你了解了事情的前因后果，然后给出了建议。不久后，她就告诉你为什么这些建议都不奏效。如果你说："事情会变得越来越好。"她就会变得生气，然后对你说："你什么都不知道！"如果你让她独处，她就会说你根本就不关心她，或者根本就不知道她承受了多大的痛苦。

接下来，你开始担忧，不让自己说任何伤害她的话，还试图保护她。就像玛丽的伴侣那样，你开始保持沉默。可是你所爱的人（就像玛丽一样）会说沉默对她也是一种伤害。由此，你陷入了一个死循环。

边缘型人格障碍者在极度情绪化时，特别希望别人能理解自己的痛苦。他们总是体验着自己惧怕的经历，这时他们的情绪往往会到达顶峰，而又不被理解。不仅他们会被自己的情绪吓到，我们也会受到惊吓。一旦别人说他们反应过度时，他们会显得极度敏感；当他们觉得自己完全失控时，又对别人的评论很敏感。他们对自己不抱有任何希望，也很担心你会失望。他们淹没在自己的情绪中，看着自己在其中挣扎。

如果他们接受过辩证行为疗法的治疗，就会很清楚，自己过往的经历一直没有被验证和认可。一直以来，他们都认为是自己导致了问题的发生，他们不知道如何停止，就像失控的货运列车没有刹车无法停车一样。

至于保护模式，根本就不奏效，还会让你精疲力竭。34岁的史黛西（Stacy）是一名紧急调度员，当她觉得自己可能要失去这份工作时，她正与父母生活在一起。有好几次主管差点把她开除。工作时，她对自己听到的事总是以极端情绪化的方式做出回应，因接听一个电话产生的情绪困扰，往往令她无法集中精力应对之后的电话。她被书面记过，并且收到了辞退警告。她把自己关在房间里，好几天不出门。父母不知道应该如何应对，他们试图让她独处，但她好像变得更沮丧了。她对父母很不满，因为他们都不与她谈论关于自己工作的事情。最后，父母决定要和她"谈一谈"。父母试着对她非常温柔，结果这使她的反应激化，她指责父母对待她像对待一个小孩一样。

一旦你意识到试图帮助你所爱的人修复问题不能缓解他们的情绪，就有可能会让事情变得更糟，你很自然地就会决定为你所爱的人尝试创造一种没有压力、平静安宁的环境。这可能意味着你要承担每个家庭都会面对的所有艰巨任务：照顾病人，处理财务问题，解决人际冲突，为不确定的未来做准备等。即便你很坚强，这些事物也会耗尽你所有的体力、财力和情感精力。

记住，并非只有生活中发生的事件才能够引发你所爱的人的情绪，推动他们的情绪旋涡流转。你并不能保护你所爱的人免于遭受任何痛苦。如果你不清楚某件事带给你所爱的人的感受，你可能只是想努力保护她，结果可能是对她没有影响的事情被你屏蔽了，无意中却把她暴露在困扰她的事件中。记住，强烈的情绪会影响我们处理信息的方式。所以，你所爱的人可能容易误解事实。尽管你试图努力安排好她的生活，但你或其他非边缘型人格障碍者还是无法避免遭受情绪上的痛苦。有时你就像一个孩子一样害怕黑暗，所以你开着房间的灯，但你无法改变一件家具的影子在这个惊恐的孩子眼中的样子，而孩子也无法得知黑暗其实并不可怕。

当无法驱散你所爱的人的痛苦时，你要么抽身，要么深陷其中，想要努力让一切变得更好。你的抽身让你深爱的人感觉更加绝望，而帮她安排好一切又让她觉得无力和脆弱。试图保护伴侣不接触引发其痛苦情绪的事件，让你精疲力竭，而且毫无效果。你到底能做什么呢？

> 你可能无法确定导致你所爱的人情绪剧变的原因，但意识到某些主题和模式往往会反复出现也很有帮助。很多直接或间接与边缘型人格障碍者有关的主题就是无效 / 否认。

当你所爱的人深陷情绪旋涡时，你有哪些不同的应对办法

我们先来了解一下旋涡和流沙：你试图跳进去，把深陷其中的人拉出来，结果很有可能使自己也陷入旋涡和流沙。为了把你所爱的人从情绪中"解救"出来，不管你做什么，都会引发其他的情绪反应，也通常会让你自己变得更加情绪化。由此，应对边缘型人格障碍者的首要办法就是不要对情绪做出反应。

1. **询问自己当前的情绪是什么？注意，不要受情绪支配而做出反应。**
   在第 4 章中我们了解到，对自我情绪的管理总是有效应对边缘型人格障碍者的第一步，不管针对边缘型人格障碍者表现出来的哪一方面，它都切实有效。尤其是在伴侣深陷情感脆弱之中时，这点非常重要。例如，你的配偶、兄弟姐妹或最好的朋友在极度悲伤和绝望的情绪中难以自拔并抱怨自己不能过另一种不同的生活，对你很生气。任何人在被攻击时，都会有情绪反应。另外，记住你所爱的人事实上有可能会情绪失控，由此引发可怕的后果。由于受强烈的情绪支配，你要么尝试解决一切，要么从你所爱的人身边离开。你已经了解到，前者让你很难做出理智的反应，同时你还要关注你所爱的人的体验，这只会让你所爱的人感到不被理解，并可能进一步攻击你；后者会让伴侣感觉被抛弃，当然这对维系你们的关系也不会起到任何有益的作用。因此，你的首要任务就是管理好自己的情绪。

还记得我们在第 2 章描述的那位患者吗？不管我说什么，她始终在表达对我的愤怒，最终情绪爆发，说她只是想让我帮忙解决一个问题，可我并没有这样做。说实话，当时我真想结束那次谈话，但是我却保持

了沉默，以便可以管理自己的情绪，决定接下来自己要做什么。当我不说话的时候，我的患者也沉默了。她安静下来，情绪开始缓解，几分钟之后我们的对话得以继续。如果我对她的攻击做出反应，将会让情境更加恶化，在整个谈话过程中，她会一直很沮丧和愤怒。

如果你发现自己正处于失控状态，或者不知道如何应对你所爱的人的情绪爆发，请停下来，关注自己的感觉，跟随第 4 章介绍的管理自我情绪的步骤：注意自己的身体反应、想法和需求。如果你还观察到自己正在经历胃疼、胸腔发紧、双手握拳、紧皱眉头，以及急切地想告诉你所爱的人自己目前对她的所有想法，你就会明白自己此刻经历的情绪就是愤怒。

如果第 4 章提到的管理自我情绪的方法没有效果，那就试试有意识地接受自己的情绪。如果你太过紧张，没有观察到自己的情绪体验，就请保持安静，之后做几次深呼吸。吸气、呼气，不需要控制速度或频率，只需要注意自己的呼吸，将注意力集中在做出理智的反应上，而不是情绪化的反应。如果呼吸不能缓解你的情绪，就试着数数房间里的东西。如果你当时能暂停，就请暂停。去做一些能让自己的意识保持清醒的事情，如洗澡、听听舒缓的音乐、坐在外面看看大自然、吃些冰镇的食物等。使用这些"技巧"的关键是要有意识地去做，这代表你需要把所有的注意力集中在要做的事情上，而不是想着你所爱的人正在经历的事情。你的想法将不可避免地回到导致你情绪化的事件或担心你所爱的人上。当注意到自己正在想别的事情时，把思绪"抓"回来，将它带回到你正在做的事情上。等到你的情绪有所缓解的时候，再来帮助你爱的人。

> 如果你不能化解自己的情绪，请考虑使用"反向行为"的技巧。

边缘型人格障碍者的情绪是需要从外部进行管理的。这意味着他们会依照环境进行管理，当然也包括你。如果环境是平静的，他们也会平静。在一段有益的关系中，他们会更有技巧。好消息是你可以通过管理自己的情绪帮助他们管理情绪，这与告诉他们如何控制自己的情绪完全不同。

警告：当你平静的时候，很容易用和孩子说话的语气与边缘型人格障碍者说话，其实这会引发几个问题。首先，边缘型人格障碍者的情绪已经被激发，这会加剧他们的情绪，因为他们会觉得自己没有被平等地对待，被蔑视会激发所有人的强烈反应。其次，这样说话就好像你觉得你所爱的人很脆弱一样，其实他们并不是。这样一来，他们的情绪体验没有得到认可，同时你还向他们传达了一种信息：他很无能。

2. **避免以下无效的"不要做的事项"**。如果你所爱的人越来越沮丧，而你只是想提供帮助，就问问自己在面对陷入情绪旋涡的亲人时，是不是遵循了"约定规则"，如下所示。

- 在试图表达对真正理解你所爱的人的情绪体验之前，什么都不要说。一个普遍的规则就是在解决问题之前，说出至少两句验证的话。例如："我理解。"或者"这对你来说真的太重要了。"而像是提建议、试图分散她的注意力，或者告诉她事情并没有那么糟糕，都是无效的表达。你所爱的人对此的理解是只有你根本不知道她现在被伤得有多深。对边缘型人格障碍者，你只需要用非讽刺的方式说明自己不明白为什么他们会有这样的反应，并邀请他们与你交流。然而，对于有些边缘型人格障碍者来说，这么做常常也会加强他们的情绪反应。

> 边缘型人格障碍者总是听到别人说自己的情绪毫无意义。

- 不要试图让你所爱的人有不同的表现。边缘型人格障碍者对任何类似"自力更生"的话都很敏感。一旦你的话里包含"只要"这个词，就可能传递出你觉得你爱的人只需动动手指就能轻易做出改变的信息。因此，你需要避免说类似"只要起床就好了""只要不喊就好了""只要换种思考方式就好了"这样的话。

- 如果有办法，不要隐瞒……但是在没有询问对方是否需要帮助之前，不要试图帮忙解决一切。在第 4 章里我们介绍过"询问"在五步回应法里是至关重要的一步，因为你为边缘型人格障碍者提供的任何帮助或试图让事情变好的努力都可能会贬低他的痛苦程度，他可能会想："如果你知道我有多么绝望，你根本就不会试图来解决我生活中的问题。"或者你会传递出对方已经失控了，需要别人的介入的信号。如果你不询问亲属是否需要自己的帮助，她有可能觉得自己的情绪没有被认可，或者觉得自己无能。选择什么时机询问合适呢？在做好自我情绪管理，同时适当地验证自己所爱的人的情绪体验之后就可以开始了，请参考下文提到的第 6 条。

- 不要不真诚地表达想法。边缘型人格障碍者并不傻，他们对别人对自己的想法极度敏感。有研究者认为，实际上边缘型人格障碍者比我们更了解人们的情绪，尤其是愤怒。我的患者就打电话告诉我，我对他们很生气，但实际上我根本就没有意识到这一点。正是因为这种敏感度，通常他们可以准确无误地体验到你话语里的不真诚。在与你所爱的人说话时，不要扮演治疗师的角色，真实地做自己，说话要真诚，不要使用平常对话中不会用的话。

- 不要说："我们需要……"而是说："如果你做……会不会有帮助？"一个小小的词能够传达很多的内容。当情绪很强烈时，没有什么比"我们"这个词更让人感觉自以为是和无效的了，因为在使用这个词的时候，意味着你有权利为自己和你爱的人发言。

3. **在对方目前的情绪中找到可以验证的内容。**如果你爱的人正在生气，你应该意识到愤怒是其他情绪的衍生情绪。不要告诉对方，她的愤怒其实掩盖了或让她逃离了其他诸如受伤、痛苦、羞愧等情绪。相反，验证她的愤怒，同时使用一点主观臆断（参考第 3 章提到的第三阶段的验证），例如对她说："对于工作，你真的很生气，明天你必须重新开始工作，这对你来说太难了，我猜她那样对你，一定让你很受伤，是吗？"表达出你对对方的痛苦的理解。

4. **验证对方无力控制情绪的意识。**你可以说："你感觉自己的愤怒无法控制，这一定让你感到非常不舒服。"或者"克服情绪失控一定非常艰难。"或者"当我的情绪失控时，我感觉很难受。"再或者"你是不是感觉自己的情绪失控了，就像愤怒随时会把你吞掉一样？这简直是太难受了。"你要强调的点不是对方应该控制自己的情绪，也不是指出他的情绪失控，而是找到对方面临的困境，让你爱的人知道你已经知道他的情绪失控了，并且说明这种体验令她非常痛苦和恐惧。

5. **接下来，表达自己对对方能够控制自己情绪的希望和信任。**这并不代表你所爱的人不应该呈现当前的状态，而是你信任她有能力管理自己的情绪。这会给你爱的人带来莫大的鼓舞。如我们在前文中提到的，所有的话语必须真诚。如果你告诉你爱的人，你相信她一定能做好，以前她也曾做得很好，你会注意到她的情绪开始变得激动，她会说："你根本不知道我能做什么。我做不到，所

有的办法都试过了，我已经厌倦这样一直尝试。"如果出现这样的
状况，请返回验证你爱的人的当前情绪的步骤。

提醒你爱的人曾经有过同样感觉的时候她是如何度过的，同时也要
验证这个过程的艰难性。当她说："我再也无法忍受这种感觉了"的时
候，你可以说："我知道，你感觉自己快要撑不住了，其实你非常坚强，
我也目睹过好几次你成功渡过情绪危机的时刻，我觉得这次你也完全有
能力撑过去。"比起提建议，询问有意思的问题是一个更好的选择，因为
前者听起来好像你一直在介入，不相信对方有能力解决自己的问题一样。
你可以问："还记得你和鲍勃分手时的情形吗？你当时是怎么挺过来的？
我知道你当时真的快崩溃了，但你还是挺了过来。"或者你可以问："你
能做一些曾经做过的有帮助的事情吗？"

> 我让患者把我当成他们理想中的管理员，同时也把我
> 当成他们的希望。一旦你真正有了希望，你也会如此对待
> 你爱的人。

6. **询问你爱的人是否需要你的帮助来解决给他们带来痛苦的任何问
   题。**我们在前文中说过，如果你事先没有询问亲属是否需要帮助，
   而直接说"接下来你需要做……"这样的话，注定会激化而不是
   缓解对方的情绪。我们在第 4 章中描述过"询问 / 评估"是五步
   反应法里至关重要的一步。但是，也请记住，你不一定能得到一
   个明确的答复。对方或许会拒绝参与这种互动方式，他们的情绪
   也很可能仍然处于失控的状态。想想我们在第 4 章中提到的内容，
   当被问到"我怎么才能帮助你"时，边缘型人格障碍者通常会说：
   "你帮不了我，你什么也做不了。"此时你就需要返回验证的步骤。

例如，你可以说："我知道你现在的感觉，虽然不清楚我是否能够帮到你，但我很愿意试一试。"不要让这个过程看起来像是解决问题，你可以建议对方与你一起做头脑风暴，但要记住，现在她的情绪严重阻碍着她提出任何理智的办法，当处于情绪化状态时，我们都无法集中精力，也无法做头脑风暴或找到问题的解决方案。我们的大脑中所有对情绪做出反应的神经化学流程和变化都会干扰我们解决问题的能力。所以，当你开始做头脑风暴，而你爱的人却想放弃，并且说"没有办法，我什么都不能做"的时候，请不要随意下结论，或者认为她很消极或不合作。因为对方的情绪很强烈，所以此时她想不到任何可行的办法。此时，你可以建议稍后再来讨论这个问题。

7. **当所有努力都无效的时候，请返回验证的步骤。**我们在第 4 章里解释过，关键是在互动中意识到你所爱的人对你的情绪反应。如果他们的情绪开始加剧，请返回验证阶段。如果他们的情绪开始缓解，请询问你怎么做才能帮助他们。

当对方的情绪处于激动状态时，你很难保持自己的情绪不被激发，之后你也会和边缘型人格障碍者一样在情绪的旋涡中挣扎。因此，我们才在第 4 章中用了大量篇幅来具体阐述如何对你爱的人无法忍受的情绪做出回应。在了解你的姐妹、朋友或孩子面对持续时间长的强烈情绪有其与生俱来的脆弱的一面，并且对于他们来说，这些情绪无法忍受以后，你就不会再浪费如此多的精力试图让他们去做当下做不到的事情。通过学习和应用学到的技巧，你也会远离情绪的负担，同时逐渐营造出一种引导你爱的人对自我进行情绪管理的环境。记住，你爱的人情绪失调之后会因为感觉情绪失控而变得更加情绪化。事实上，没有一个人比边缘型人格障碍者本身对自己的批评和责备更甚，因此，在第 6 章中我们将一起探索隐藏在边缘型人格障碍者内心的自责以及你需要如何帮助他们。

帮助你爱的人使用反向行为技巧

就像我们在第 4 章中提到的改变自己的情绪反应一样，你也可以通过观察你爱的人，试着发现她的情绪是什么，之后，温柔地引导她做出与情绪反向的行为。每一种情绪都会促成一种行为。只要想想小孩，你就会明白由情绪引发的行为。如果他们受到了惊吓，就会逃离任何让他们害怕的东西；如果他们生气，就会在行动或言语上做出攻击；当他们悲伤的时候，会从所有人身边逃开；如果他们觉得愧疚，就会做一些让自己感觉好过一点的事情，如道歉。你爱的人的情绪状态属于强烈的生理反应，如生气和恐惧；还是低沉的生理反应，如悲伤？如果你无法辨别他们的情绪，也可以试着确定他们的情绪所引发的行为。之后，你可以试着让她做一些反向的行为，以此减缓情绪的激烈程度或使情绪发生变化。不要再让你爱的人逃离恐惧，你需要试着建议你爱的人想办法接近它。如果她因为之前被拒绝了很多次而害怕申请工作，你就告诉她，你知道她很担心，认可她之前被拒绝时的痛苦，然后说："你知道吗，缓解这种恐惧的唯一的办法就是再申请工作。我知道你会害怕，我认为问题在于'你是不是确实想让自己不再恐惧'。"如果她悲伤，反向行为就是让她离开卧室，做一些让她感觉自己有能力的事情，能够控制自己的情绪和生活。

第 6 章

都是我的错

劳拉（Laura）已经抽泣了几个小时，她祈求丈夫史蒂夫（Steve）能够理解自己由于悲伤已经完全失控。她想让丈夫做一些事情来让自己不再痛苦。史蒂夫也想尽了一切办法帮助妻子，如试图让她通过喝茶平复自己的心情，也试图安慰她，可都不见效，由此，他想找到一些实际的办法，如弄清楚究竟妻子在被什么事情所困扰。史蒂夫做的所有事情好像只会让妻子更加发狂，很快他发现自己想乞求妻子告诉自己怎么做才能让她好过一些。由于已经精疲力竭，劳拉离开卧室去洗脸，等她回到卧室的时候，眼泪已经流干。由于想努力控制自己，她说话的时候声音都在颤抖，她说道："我根本不该有这样的感觉，我现在正在伤害你，而你是我最爱的人。我没事，不要再为我担心了，我总是这么糟糕，我不配拥有你。我也不想再说下去了，我没事了。"

史蒂夫真想相信劳拉，但是多年的经验告诉他，妻子不会好起来的，这个场景还会反复出现。他不知道自己还能坚持多久，他有时候真想对劳拉大喊，控诉她说谎、自我放纵，就像她自己居住在一个疯狂的虚拟世界，她是这个世界的中心一样。有几次，他把自己的真实感受脱口而出，结果可想而知。有一次，劳拉喝了半瓶杜松子酒，然后打开车门，幸运的是，在劳拉把车开出去之前被史蒂夫拦住了。还有一次，她在家里给老板打电话，说自己要辞职，因为她能力不够，而且与现实脱节。

事实上，劳拉的心情和行为变化得很快，而且不可预测，这让史蒂夫感觉自己毫无把控能力，没有办法帮助妻子停止糟糕的情绪体验。我们在第 4 章里介绍过，他确实无法直接阻止妻子糟糕的体验，但劳拉并非不可改变。劳拉需要帮助，需要别人帮助她关闭自己内心不断响起的自我批评的声音。

通常在一段时间内，边缘型人格障碍者会鞭笞自己，认为自己没有价值、没有能力、不值得被爱。这种行为模式叫作"自我否认"，它是一种习得行为。每个人都会有习得行为。小时候，在被家长警告："不要哭了，否则就让你吃点苦头。"以后，你学会了扼杀哭泣的冲动。或许，你在第一次或第三次被警告的时候，并不能立刻停止哭泣，但是最终不哭却变成了你的一部分行为模式。即便某些场景让你想哭，你也会自动选择不哭。谈到自我否认，像劳拉一样的边缘型人格障碍者会告诫自己没什么好哭的，之后阻止自己哭泣。或者她会使用生活中学到的那些无效的语句来告诫自己停下来。在本书的其他章节，我们将讨论如何不通过想法或言语，使情绪自动消除。

如果边缘型人格障碍者的行为的一个极端是情绪旋涡，那么另一个极端便是自我否认。然而，这两种模式通常会在同一个人身上出现。随着情绪的不断累积，你爱的人可能会深陷情绪旋涡，由于你缺乏处理这种情况的经验，对方的情绪将让你感到非常压抑。当你爱的人无法忍受时，就会开始否认自己的体验。突然之间，所有强烈的情绪都变得不相关、不存在，或者引起情绪的问题都可以被轻易解决。有时，缘于无法精准表达，边缘型人格障碍者也会弱化他们的问题，这种行为被称为"表象能力"，我们将在第 8 章中对此进行详细描述。

当然，如果一个人长期自我否认，极端情绪终究会重新出现。当劳拉鞭笞自己、告诫自己不要反应过度，并且想办法"克服"的时候，情

121

绪的强度不断累积。边缘型人格障碍者觉得自己根本就不会好转，并且认定自己没有能力，甚至不配活着。感觉自己没有价值、缺乏能力，往往会使他们感到愤怒，或者对他人无法觉知自己糟糕的生活状态而感到生气。正如第 5 章提到的内容，随着情绪的累积，你爱的人会开始变得脆弱，一旦他处于这样的状态，他的情绪就会犹如一个钟摆一样，一边是想摆脱极度激烈的情绪，另一边又拼命尝试否认自己的情绪体验，由此会引发更激烈的情绪。如果你目睹过对方处于这些摇摆不定的时刻，就会知道他们只能观望却无力改变自己的状态有多么痛苦，也更容易体会到他们的烦恼。

在史蒂夫和劳拉的例子中，劳拉掩藏了自己所有的情绪，而且答应史蒂夫再也不会失控。由于给家庭带来了困扰，她对自己进行了惩罚，设定了类似"再也不会难过"这样不切实际的目标。但劳拉本意确实如此，能够理解这点很重要。她确实真诚地承诺自己不会再情绪失控，问题在于她的承诺根本不可能兑现。随着不断地自我否认，她的情绪不断累积。由于她对自己的评判和不切实际的期望（如不会再有负面情绪），起初她会对自己的行为感到失望，认为自己是一个糟糕的伴侣、一个可怕的人。她的自责、羞愧及绝望不断累积，这最终会让她回归情绪的深渊。或许你爱的人看起来并非和劳拉一模一样，但她可能会以更微妙的方式来表现自我否认，主要有三种不同的行为模式。

即便有时反应合乎情理，有些人也会否认自己的情绪体验。刚刚劳拉说自己不应该有这样的情绪，或许她是对的，如果她只是因为丢了一只圆珠笔而难过，她的情绪自然与情境不匹配，但如果是她心爱的猫刚刚死了呢？这样一来，她的情绪反应就非常合理了。对于边缘型人格障碍者来说，自我否认的问题在于，即便其他人认为他们的反应是合理的，他们还是会否认自己的情绪，例如在同样的境况下，有人会觉得某个同事让自己很受挫，但他们却告诫自己不应该有受挫的情绪。当经历丧失时，他们也在否认自己的悲伤体验。他们一直在压抑自己的情绪。

或许，你从来没有目睹过这个过程，你看到你所爱的人总是很平静。事实上，她可能在压抑和否认自己的情绪。她试图用意志力关闭情绪的按钮，她在生命的早期可能已经尝试过这样做。但我们经研究得知，如果人长期压抑自己的情绪，势必会反弹，彼时的情绪将会异常强烈。

如果不管情绪是否合理，就去否认它们，便会引发各种各样的反应，这会给边缘型人格障碍者和爱他们的人带来更大的痛苦和困难。当产生情绪时，你所爱的人可能会以自责和羞愧来回应。羞愧本身就令人紧张，自责会增强羞愧感。我们把羞愧称为边缘型人格障碍者的"道德敌人"，也是主导他们的首要情绪，它和自杀、自我伤害及其他的冲动行为相关。羞愧的情绪会迅速累积，使边缘型人格障碍者与外界隔离。想象一个感到极度羞愧的人是如何处事的：她呆坐着，低着头，从不积极参与任何活动，这让她觉得与现实生活更加隔离，也会感到更加羞愧，这些最终导致问题行为的产生。

> 羞愧感是边缘型人格障碍者的"首要道德敌人"，其次就是绝望感。

你所爱的人可能会通过吸收周围所有的痛苦事件（包括自己或别人的不幸）来否认自己的情绪。他们的痛苦在别人看来总是难以理解，极不真实，这些评论在他们的脑海里不断回想，让他们倾向于寻找证据来确认自己确实毫无价值。吸收痛苦的事件就是收集信息的一种方式，他们往往会以此来证明自己确实不值得存活于世。他们认为是自己造成了所有的痛苦，并且觉得自己不配苟活于世。即便他们没有清晰的意识，但结果往往也都是陷入绝望，而绝望感是边缘型人格障碍者的"二号道德敌人"。

有些人不相信自己对情境做出的情绪反应。边缘型人格障碍者通常都会自我否认，觉得自己情感欠缺，并不能像别人一样体验情绪。例如，当大多数人因某种情境的刺激而产生情绪反应时，你爱的人是否说过："我不知道应该作何感受。"或曾经问过："你觉得我应该对这件事有什么感受？"大多数人在产生情绪冲突或担心自己反应过度时，会表达出这样的疑惑，以此来确认心中的感受，或者希望信任的人给予自己判断的标准。然而，边缘型人格障碍者却极度质疑自己的情绪体验，完全依靠外界来定义自己的内心。这种质疑让他们无法用语言表达出某种情绪，而自我否认导致他们认为："我的感觉是错的、病态的、疯狂的，我真的不知道这是什么状况。"

此外，边缘型人格障碍者往往过于追求完美。在某种程度上，这显得有些荒谬，也可能真的会让你失望。你爱的人可能会给自己设定不切实际的宏大目标和严格的标准，而大家往往认为，如果成就不太可能实现，这样的渴望就过于宏伟。如果某个人觉得获得成功是靠跨越一大步，而不是点滴的努力，通常他就会被认为不够谦虚。但对于边缘型人格障碍者来说，这些不切实际的渴望代表相反的含义。他们试图改变自己的行为，然而却专注于惩罚自己：设立不切实际的目标，当那些崇高的抱负被证实无法实现后，就认定自己毫无价值。

他们或许不知道如何逐渐有效地改变自己的行为，因而为此苦苦挣扎。本来他应该说："我想在广告业谋求一个职位，这是我的目标，我会先从公司前台做起。"结果，他却说："我想在广告业工作，我会申请市场总监的职位，如果我被拒绝，就说明我太笨，不配找到一份好工作。"当然，由于缺乏经验，他自然就无法得到市场总监的职位。接下来，他就开始谴责自己无能、没有价值、没有希望。一旦陷入困境，通常他就会告诉自己，事情不会再好转，如果没有他，别人就能过得更好。这种"失败"的经历让人因为害怕"失败"而不愿再尝试做其他事情。最终，他会逃避所有让自己感觉更有能力的冒险。辛迪（Cindy）是一位有巨大潜力的女性，高中毕业时，她的成绩名列前茅，随后进入大学学习。不过，她很快就恋爱了，后来为了家庭而放弃了学业。几年来，她接受过多次住院治疗，并且每天喝酒。大家都说她应该出去找一份工作，或去当志愿者，任何能够让她好起来的事情都行。辛迪也说自己想返回学校，完成她的学业。人人都清楚，如果辛迪开始认为自己能够完成学业将给她带来很大的动力，然而，辛迪只是嘴上说说，从来没去上过课，因为她担心自己完不成课业。她觉得自己很蠢，学业已经中断。因为无法开始学习，她认为自己很无能，也觉得羞愧万分。由于羞愧，她不再精进，并且觉得这样挺好，之后连羞愧感也逐渐消失了。

设立不合理的目标，之后又无法完成，在诸如滥用药物之类的冲动行为中经常发生。用药后，边缘型人格障碍者会坚决主张："我受够这些药了，再也不滥用它们了。我不需要任何戒除药物的帮助，自己就可以戒掉。"她使用了"意志力"模型来戒除药物，这也是她在生活中不断学习自力更生的结果。之后，重新滥用药物让她的内疚感和羞愧感开始萌生，继而施行自我惩罚。此时，她充满自责，极度厌恶自己，甚至试图自杀，觉得自己不配活着。

自我伤害是另一种让边缘型人格障碍者脱离现实的冲动行为。如果你爱的人故意割伤了自己，之后她保证再也不会这么做了，之后就拒绝谈论此事，你怎么理解她的言行？你很容易认为你爱的人不想让你讨厌她或得到更多的信息，也或许她只是觉得不舒服。事实上，她当时也许会保证不会再故意割伤自己，可一旦冲动起来，就会重新陷入崩溃的状态。

如何对自我否认进行回应

劳拉或许感觉不太好，除非别人帮她关闭自我否认的按钮，否则同样的场景可能会在她和史蒂夫之间不断上演。怎么改变一个人的自我否认行为呢？从某种程度上来说，你可以通过改变自我行为，从而令他人在行为上做出改变。如我们在第5章中提到的，边缘型人格障碍者会依靠外部力量来管理自己，这意味着你一定可以影响他们。但在其他情况下，他们或许需要专业人士帮助他们改变自己的行为。请记住，他们的自我否认和情感脆弱始终存在，由此，我们得出了几条建议以供参考，如下所示。

验证情绪及体验，而不是自我否认

听到我们所爱的人贬低自己，我们通常会怎么做？我们会说事实根本不是这样，他们既不笨，也不坏，更不固执，他们与自己给予自己的负面标签完全不相符。如果所爱之人说出自己毫无价值、愚蠢至极、不值得活着之类的话，我们就会很痛苦，由此，我们的第一反应就是否认。例如，如果你爱的人说："我本应该能处理好这种情况的，我简直是笨死了。"你出于本能反应就会说："你一点也不笨。"我们以为对方会期待这样的支持和肯定，如果对方不是边缘型人格障碍者，可能这种反应完全正确。但是如果我们所爱之人患有边缘型人格障碍，我们就要更耐心，准备好做一些巧妙的验证。关键是验证我们所爱之人的体验与情绪，而不是他们的自我否认。

这也是我们在第3章提到的绝对原则，绝不去验证无效的事情。这听上去也许像是夸夸其谈，可一旦你简单地回应他们说："你一点也不笨。"她就会认定自己很愚蠢，即便你觉得只是不同意她对自己所下的错误结论，那你也确实否认了她的情绪体验。此时，你的话听上去是想要改变你所爱之人的情绪，证明它们不准确。你所爱的人听完这番话后并不会认为这是指她值得拥有美好的生活和被人喜爱之类的含义，而是说她不应该有这样的感觉，简单地说，就是情绪有错。你只是在重复她一生中反复听到的话。

你需要学习将自己对你深爱的人的体验与她对自己的感觉分离开来。所以，告诉她，你知道她度过了一段艰难的时光，你可以帮助她解决问题，或许你也可以向她保证当时她绝对不愚蠢。如果你注意到她的情绪正在升级，请退回去，继续做验证。

处理自我否认的正确途径

1. 验证个体的体验：她经历了一段艰难的时光，事情没有如预期一样发生，她不知道接下来要怎么做。

2. 验证个体的情绪：你知道她感觉自己很愚蠢、很失败，觉得事情永远不会变好，甚至觉得羞愧、绝望。

3. 如果她的情绪有所缓解，主动帮助她解决问题，保证她明白她对自己的结论其实不准确。

4. 如果你在尝试第三步时，发现对方的情绪重新升级，请返回验证阶段。

鼓励微小的改变

学习容许行为逐渐发生改变，慢慢达到目标和期待，这对于边缘型人格障碍者来说非常重要。我们把逐渐的改变称为"塑造"。"塑造"的定义就是缓慢达到一个目标，关键在于允许改变一点一点地发生并逐渐增强。

　　然而，劝说边缘型人格障碍者允许改变缓慢发生之后奖励自己的新行为，要比因为害怕惩罚而采取新行为难得多，关键是找到可以进行验证的细微步骤。让我们回顾辛迪的例子。她相信最有价值的事情应该是返回学校，作业全优，但由于她觉得自己做不到，所以止步不前，哪怕仅仅是去学校报到也无法做到。如果在某一天，她上网浏览某个学院的网址，此时，她的亲朋好友可以帮助她强化努力，他们或许可以说："真是太棒了，这让我想起来以前在查看每个学校的课程设置时的激动心情。"或者"这个学校的网站好棒，能让你深入了解自己感兴趣的具体内容，这些在学校提供的向导手册里可能都没有。"关键是要关注当前正在发生的事情，而不是目标。所以，强化辛迪完成这一步要比聚焦于这一步如何才能让她更接近自己的最终目标，对阻止她的自我贬低行为更有效。对于像辛迪一样有具体的行动目标或诸如清理车库等任务相对比较容易完成。自我否认比较具体，当边缘型人格障碍者恰好在某个时刻不贬低自己时，你就能够注意并强化他们的新行为。

　　　　当强化分小步进行，缓慢改变时，最基本的要求就是真实。任何试图保护的暗示都将强化自我否认行为。

有几个可以遵循的原则，如下所示。

- 绝不能否认他们的目标。即便你知道他们可能达不到，你也需要提醒自己不能直接告知对方。当然，做到这一点很不容易，因为在看到你所爱的人不断付出努力却失败后，你一定会受到影响。你可能更希望他为取得成功培养相应的能力，而不是为了不切实际的目标继续疯狂前行。本能让你想说他在"做梦"，为了阻止自己，你可以找一些能够关注的小事。如果他想永久地戒掉药物，而你不相信，你就可以说你相信他今天可以戒掉药物；如果她坚持加入一个软件公司，你就承认她很享受操作计算机的过程。如果你确实相信目标不可及，请找找其他能够验证的事情。

- 引导他们将目标分割成众多可以实现的小步骤。小，但有可能实现，依次实现这样的小步骤也能获得成功，但也需要时间检验、思考和重组。如果我们所爱的人开始朝着大的目标努力并且在不断进步，由这些小小的成功所建立起来的信心可以作为对抗本能反应的盔甲，因为曾经他认为任何小小的失败都是一种"大失败"。在每个小步骤之间留有喘息的余地，他就有时间进行思考"我这次做得还不错"，或者哪方面还存在问题；为了达到最终目标，还需要在这个方向上继续努力。更积极的情况是，他有可能发现自己真正擅长的事情，这或许会帮助他设定一个新的最终目标。而你也无须再否认他们在生命中真正想追求的事物。

我的一位患者曾经因为旷课次数太多而辍学，之后她开始不断酗酒，反复割伤自己，在接下来的 12 年里一直有自杀倾向。在跟随我治疗的过程中，她决定去读医学院。当时，我并没有把内心的怀疑告诉她：一位30 岁、高中就肄业、多年失控的女性，其实很难完成医学院的学业。相反，我帮她一起制作了进入医学院的需求列表，我们把最终目标进一步分解成微小的、可实现的步骤，之后开始实施。当她准备参加一般教育发展（GED）[①]测试时，我们意识到她需要更小的目标，由此做了每周学习计划。之后，我们又设立了一个计划，用于在她每周达到目标之后得到奖励。

当然，当学习遇到困难时，她也想放弃并觉得自己很蠢、很疯狂，无

[①] 一般教育发展（GED）测试是包含五个科目的考试，通过认证的考生就可以拥有美国或加拿大的高中层次的学术技能，"GED"的首字母缩写词经常被误用，意思是"一般教育程度"或"普通教育文凭"。——译者注

法完成这些事情。我告诉她，实际上我并不知道她能否做到，但我相信她。我说，在学校时，每个人都有觉得自己不聪明的时候。最终，她去了社区的采血培训学校，选择了医学专业。随着时间的流逝，她意识到医学院并不是她最终的选择，而她真正学习到的是如何宽容自己的情绪体验，同时又不自我贬低，以及如何设立小的、可实现的不断强化的目标。

帮助你爱的人核实现实

自我否认的人需要学习宽容自己的情绪体验。情绪往往会让自责突然出现，进而使个体情绪激动，陷入困境，边缘型人格障碍者会否认情绪，他们认为产生情绪是错误的、糟糕的。当糟糕的事情发生在边缘型人格障碍者身上时，他们认为事情之所以发生，是因为自己很糟糕。如果是这样，帮助你爱的人核实现实往往很有必要。当然，这并不是说要告诉他，糟糕的事情会发生在每个人身上，而是要客观看待情境。请记住指导原则，如下所示。

- 让对方如实描述发生的事情，不要添油加醋。不要说："我真是笨死了，汽车在州际公路上爆胎了，我就不应该和朋友一起出来。"而要说："晚上 10 点，我和朋友聚餐结束后，正在州际公路上开车，结果车胎爆了。"
- 现在，询问对方当时产生了什么样的情绪。例如，在爆胎的这个例子中，我猜对方的情绪可能是恐惧。
- 接下来，验证对方的情绪。任何一个人在面临如夜里汽车爆胎那样的事情的时候都会很惊恐，尤其是女性，因为这种情况通常很危险。
- 鼓励对方描述当下的行为，但不要引发其对某些事情的错误解读（例如，他是一个什么样的人，别人如何看待他，等等）。即便你已经验证了对方的情绪，大部分边缘型人格障碍者还是会说是因为自己才引发了事故。事实上，车主的确会与爆胎有一定的关系。或许是轮胎又旧又破，上次加油的时候他就被告知需要换轮胎了，结果没换；或许轮胎上有一个钉子，本来需要取下来，结果他没取。如果是这样，你需要允许你爱的人独自完成这些事情，而不是从换轮胎这件事情评论他如何坏和如何不负责任。你可以严格遵循这些事实。例如，你可以说："所以，你知道应该把钉子取出来。我们都认为下次你就会这样做了，对吗？"

- 不要谈论你爱的人自责的行为是否正确。如果你爱的人又说自己很糟糕，你可以重复说他知道应该换轮胎，但请不要谈论他是不是很蠢笨。

处理羞愧感

如果要恰当应对边缘型人格障碍者，必须了解有关羞愧感的内容，然而，我们的文化对羞愧感涉及甚少。我们常常听到治疗师说任何人在任何情况下都不应该感到羞愧，然而正是羞愧才保证我们能够生存下去。原始部落的祖先们为了生存，不能让自己被踢出部落，流亡不可避免地意味着死亡，因为他们会遇到如饥饿、被暴露行踪或被捕食的情况。正是因为具有羞愧感，才令我们能做到保密，防止秘密泄露被部落驱逐。

我在与监狱中的女性接触时，发现她们对自己犯下的罪行充满了羞愧感和内疚感（违反自己的价值观时所产生的情绪）。我曾经告诉她们，如果刑满释放了，她们的羞愧感会让自己避免和不认识的人谈起自己是谁或做过什么事情。如果她们以新的面孔参加邻居的聚会，但泄露了自己的罪行以及被关押的过往，她们会被排斥。反而，因为有羞愧感，她们可以在不必要的场合避免提起自己的秘密。

问题在于多数情况下，我们的羞愧感并不合理。我们隐藏的秘密或许并不会让自己被部落驱逐。例如，我喜欢看真人秀节目，但以前会因此觉得羞愧，不会与别人说我爱看这些节目。我觉得一定是自己有问题，才看真人秀，最后我意识到自己的羞愧感根本不合理。即便我坦诚地说自己喜欢看真人秀节目，也很少有人排斥我。

你爱的人常常体验着强烈的羞耻感。有时人们很容易认为重复犯错的人不会对自己的行为感到羞愧和内疚。想象一下，你试图谈论某个话题时，你爱的人在做什么？如果他保持安静，看起来比较阴郁，或者变换了话题，这就说明他正在经历羞愧。当边缘型人格障碍者不可避免地批评自己的行为、情绪（包括羞愧感）时，就会加剧他们原有的羞愧感。这样一来，所有的情绪混合在一起，就会把他拖入情绪的旋涡。

帮助你爱的人摆脱羞愧感的唯一办法就是让她谈论引发羞愧的原因。无论是什么原因，她都可以一遍一遍地谈论，同时需要与你进行眼神接触，以便减轻羞愧感。此时，你需要避免做任何让她觉得被排斥的事情。所以，当她说话时，请不要看别的地方或取笑她。她会了解到，她不会因为自己的行为或情绪而被部落"驱逐"。随着时间的流逝，她的羞愧感会逐渐减轻。在这个过程中，首先应该由你或专业治疗师来阐明她的羞愧感，这个过程的持续时间取决于羞愧的程度以及引起情绪的行为。例如，被虐待的受害者确实需要治疗师的帮助来克服内心的羞愧感。

我在处理自己因观看真人秀节目而引起的羞愧感时，就加入了讨论电视节目的谈话，我会与任何参与谈话的人进行目光接触，我可以很骄傲地说："我就是爱看真人秀节目。"说完，我的羞愧感就消失了。

对于边缘型人格障碍者来说，经常激起羞愧感的情境往往不是观看真人秀节目，而是对生活做出的改变。边缘型人格障碍者的过往通常都存在问题，他们的行为让他们觉得自己本身就有问题。当过去的记忆闪现，或者他们在当下遇到类似过往的场景的时候，往往会重新激起他们内心的羞愧感。这种羞愧感来源于过往和当下的经历以及类似的情境。同样，创伤带来的羞愧感最好也由治疗师来处理，但你当下仍然可以提供一些帮助。对于你来说，重要的原则是要让对方谈论当下引起羞愧感的任何事情，直到羞愧感消失为止。例如，你爱的人申请应聘了某个职位并参加了面试，但并没有获得这份工作。由于深感羞愧，她不愿意向你提及这件事。那就让她与你说说关于面试以及自己没有获得工作的经历。如果可以，请想办法让她多说几次，如果她说："我竟然不知道，我简直太笨了……"在一开始请不要否认她的话，让她多说几遍。如果妹妹想告诉你一些事情，但却说："我不能说，这件事太糟糕了，我简直是在羞辱自己。"这时你可以说："和我说说，唯一可以解决问题的办法就是你一遍遍地和我说，直到你觉得没那么羞愧为止。"

羞愧感和自我否认在边缘型人格障碍者的大脑中根深蒂固，他们需要时间来解决这个问题。但这样的努力是值得的，因为自我否认通常会让人感到很绝望，而事实上，他们并不是他们想象中的那样，也不必这样想。如果你的亲属有自我否认的过往，很可能她缺乏解决问题的技能和信心，这种不足形成了我们称为"主动被动"的状态，她需要你帮她解决问题，这也是我们在第 7 章将讨论的表现。

如何帮助你爱的人克服羞愧感

1. 观察羞愧感产生的时间点，通常在对方开始挪开视线或突然转换话题的时候（例如，对方可能会说："你是不是剪发了？"）。

2. 不要变换谈话的内容，如果你正在谈论当天发生的事情，你爱的人却停止了与你目光接触，请不要停止当前的谈话。

3. 不要强化羞愧感。不要说她应该感到羞愧，如不要说："哇，这真是个愚蠢的回应。"

4. 羞愧感尚未消失前，不要展开新的话题。如果你爱的人知道你试图不加重她的羞愧感，你可以说："你想想还有什么问题吗？"如果对方不知道你在努力不加重她的羞愧感，请确保在他们不再挪开视线或转换话题之前继续谈论你的话题。

5. 接下来再强化对方或允许对方转移话题。

第 7 章

你必须帮我解决

你是否听过如下这样的对话？

保罗（Paul）："我需要你替我去一趟银行，我的支票账户全都搞砸了。"

苏珊（Susan）："保罗，我没时间替你去。我有一个会需要参加，孩子们今天还有家长会。"

保罗："可是我不知道如何解决，我不知道哪里出错了。我需要你帮我看看，如果你关心我的话，你就一定会去的。"

苏珊："我真的没有时间。"

保罗："**我不会**（声音变得又响又亮）。**你需要去一趟银行，否则我就透支账户。**"

当然，在以上的场景中，苏珊最终会觉得别无选择，只能去银行。她担心账户透支，而且认为保罗确实无法独自解决问题。她对保罗、当下的情境以及自己都很沮丧，因为她知道自己去银行就意味着告诉保罗，她觉得保罗没有能力自己处理银行的事情。

如果你爱的人过往的行为和保罗相似，可能会令你的受挫感逐渐增强。或许，你也试图告诉妹妹或儿子如何处理他们的问题，但你的指导好像不起作用。你或许觉得任何人都会认为某个问题很复杂，因此只要你爱的人平静地询问你而不是逼迫你时，你都想提供帮助。某个午夜，你可能辗转反侧并想着这么聪慧的一个人怎么会突然变得像一个绝望的孩子一样，你偶尔也会烦恼自己关心的人是不是为了偷懒而利用自己。

像保罗一样，陷入这类行为的人都处于"主动被动"状态，采取了被动的问题解决方式。当然，或许由于更复杂的原因，你深爱的人觉得自己无力解决当前的问题，只好向你求助。边缘型人格障碍者这样做既不是偷懒，也不是寻求关注或不负责任；恰恰相反，他们也觉得这样的生活方式并不好，而且主动被动状态可能会让人们的关系疏远。就像苏珊一样，她无疑有很多自己要履行的义务，因此她可能常常感到沮丧，她需要常常思考是应该挤出时间来处理这项额外的任务，以免带来更大的问题，还是应该"坚持自己的权利"，让伴侣承担责任，之后为他合手祈祷？如果同意满足你爱的人的要求，你会心生怨恨，对方也会产生羞愧感；如果拒绝，你可能会为自我怀疑、内疚与忧虑而感到难过（你会想："我是不是太不公平、太没有爱心了？"）对方也会越来越觉得焦虑与绝望。主动被动状态是一种模式，重要的是你要理解其中的作用机制。否则，这种行为会在你与你爱的人之间筑起一道难以逾越的心墙。

为什么边缘型人格障碍者不能解决自己的问题

这个问题足以让你彻夜难眠，因为主动被动状态看起来是自相矛盾的。边缘型人格障碍者与其他人一样天生聪颖，可为什么他们看上去缺乏解决问题的基本技能呢？或许你清楚你爱的人其实拥有解决特殊问题的技巧和知识，但为什么他们却坚信自己做不到呢？有时，你刚刚听到对方说出困扰其已久的问题，就被急切地要求帮助他解决问题，为什么他对自己独自解决这个问题感到如此绝望呢？对于保罗来说，可能有两个问题：一是他不知道如何解决；二是他没有信心去解决自己面对的问题。

缺乏解决问题的技巧

大多数人都拥有解决问题的技巧，在使用技巧时，我们甚至没有做过特殊的行为标签。例如，想象你在工作中需要带领一个项目，你开始做评估：目标是什么？需要什么资源？解决方案有哪些（如头脑风暴）？最优的选择是什么？方案时间表如何制定？妨碍完成目标的阻力有哪些？在回答这些问题时，你就是在使用解决问题的技巧。

很多边缘型人格障碍者确实没有学习过解决问题的技能。你不相信也许是因为他们能够处理一些领域里的复杂问题，或者有时即便处理不好，也会说服你（在第 8 章我们将会提到这个被称为"表象能力"的问题）。

你可能会问："这怎么可能？"对于很多人来说，学习解决问题的技能就像早上起床出门一样自然，有些孩子可能凭直觉就知道如何提出并应用解决办法，有些人能够很有创意地使用解决问题的策略则是因为他们能从宏观层面上看待问题，之后想到可以采用的多种方案。从出生开始，解决问题对我们生存下去就至关重要，学校也认可它的重要性，并且积极地教授分步骤解决问题的方法，这样即便孩子生来没有这方面的天赋，也可以从很小的时候开始逐步习得这项技能。

缺乏解决问题的技巧，也会导致边缘型人格障碍者出现许多其他的问题行为，包括情绪失调和自我否认。简单来说，强烈的情绪往往会干扰个体正常运用认知能力。当我们说自己"头脑清醒"时才能考虑一个问题，通常意味着行为不会受强烈的情绪支配。如果一个人刚刚打完小狗或抢走你的钱包，你正处于愤怒或恐惧状态中，你能快速地罗列并分析所有的应对选项吗？我们在第 1 章提到过，情绪失调会带来认知功能障碍。对于一生都情绪敏感的人来说，这就阻碍了他们成功地解决问题。他们的大脑被情绪占据，根本没有机会了解哪些方法有效，哪些无效。事实上，通常情绪只会引导他们选择无效的行动。

> 在有些情况下，当下的一个问题会引发某个人极其强烈的情绪（通常是焦虑），为了避免情绪不适，她会忽略这个问题，直到问题严重到需要别人介入为止。这个"别人"或许就是你。

无效的环境也会干扰个体学习解决问题的技巧。通常，其他人对边缘型人格障碍者的失控情绪会做出反应，有时，家庭成员也深受情绪失调的困扰，由此，边缘型人格障碍者关于有效解决问题的经历常常会被否认。在很多情况下，两种因素会综合起来形成干扰。

想象一位情绪敏感的孩子被童年的一个普通事件持续困扰，如摔坏或丢失了心爱的玩具，或者被欺负、被取笑。成年人可能会教孩子以各种各样的办法来应对。例如，帮忙修理玩具或针对玩具做一个系统的研究；孩子可能会找成年人帮忙来对付刻薄的小伙伴，为自己找到一个释放情绪的途径。但是如果孩子身边的成年人觉得无法忍受或接受孩子的情绪，他们可能会过早地急于"挽救"孩子，会批评孩子的反应（如对孩子说："有什么好哭的，别哭了！"）将孩子的注意力从解决手头的问题转移到拼命试图控制她不知道如何控制的情绪上。有些家长解决问题的模式本身就很死板，向孩子传达的信息（就是解决问题的办法）只有一种，那就是必须找到这种方法，从而否认了孩子具有头脑风暴、思考分析以及测试各种办法以找到最佳方法的能力。在有些环境中，孩子们如果使用创新性方法解决问题还有可能被惩罚，或者家人会说他们的想法很"疯狂"，或者他们不可能把问题解决好。这样一来，孩子学到的就是最好装成一切都很好，创新一点也不重要，他们要做的就是看别人如何解决问题。之后，他们会过渡到成年期，但依旧缺乏解决问题的技巧。

一些孩子的童年环境事实上会让孩子的情绪升级。当孩子平静礼貌，不带情绪地询问时，他们往往会被忽略。当孩子的问题被忽视时会发生什么？这个孩子会提高音调和音量，如果持续被忽略，他就会提升需求强度。如果孩子吵吵闹闹，缺乏求助的技巧，或通过使用苛求的方式得到了想要的东西，他们就会知道只要大声吼叫，借助刺耳的声音就能得到想要的东西。随着时间的流逝，孩子会发展成一个（不经思考）自动借助响亮、苛求的声音向人们寻求帮助的人。

缺乏信心

成年人解决问题时不仅需要技巧，还需要信心。有些边缘型人格障碍者其实拥有或发展了部分解决问题的技巧，可即便如此，他们也不觉得自己能够解决问题。或许在他们的成长过程中，自己每一次为成功做出的努力总是被否认，只有"赢"才是一切；或许不曾有人对孩子努力取得的结果给予足够的关注，人们通常会认为孩子努力了就够了，当没有预期的结果出现时，人们就会补上一句"这就是生活"。这些经历会让孩子体验更多的失望和羞愧感，并且觉得自己像个"失败者"，只有摆脱失败的痛苦，才能让他们感觉好一些。同时，这也剥夺了孩子体验重新组合、从错误中学习以及培养心理韧性和创造力的机会。

你爱的人有可能曾经知道如何解决问题，但尝试"失败"后，技能就没能强化成为新的行为。有时，问题可能变得更严重，最终没有得到解决，其他人或许会批评孩子把情况弄得更糟糕了，从而使孩子丧失信心，发展出被动的特质，最终认为自己永远无法独立解决问题。

他们在缺乏信心的同时，会坚定地认为你可以解决问题，此时他们就会努力让你帮忙。

缺乏人际互动技能是个问题吗

你所爱的人在解决问题时，可能还会遇到另外一个障碍：缺乏人际互动的技能。我们在第 1 章中提过，"人际混乱"是影响边缘型人格障碍者五个失调项目的其中一项。从理论上来说，与他人相处困难会从多个方面阻碍边缘型人格障碍者解决问题。

首先，也许你所爱的人在儿时因为情绪失调而产生难以与人交流的问题的时候，没有从成年人那里寻求到多少帮助以便建设性地解决问题。由此，人际问题会导致你爱的人在成年后缺乏解决问题的技能。

其次，如果你所爱之人在做出糟糕的决定时与他人关系疏远，她就会逃避所有的问题，这是因为她害怕激起别人对她的"错误"的愤怒。边缘型人格障碍者因为想要逃避问题引发的情绪，也担心"再次犯错"所带来的人际后果，所以他们通常会逃避问题。

最后，你所爱的人有寻求帮助的方法，你或任何他开始依赖的人都可以帮助他。我们在前文中提到过，如果一个人在童年时期就学到"只有爱哭的孩子才有奶吃"，成年后，一遇到困难他就可能会大声吼叫、尖锐而苛刻，他并不是一个恶人，他只是不知道还有其他解决问题的方法。不幸的是，在面对强烈的需求时，没有人会表现得宽宏大量，即便是受过专业训练的治疗师也很难保持开放与同情的心态。一位患者不期而至，她要求我"修复她的生活"。我试图用我们在第 4 章中提到的五步应对方法时，她开始生气找茬。有时，我需要用尽所学来让自己保持平静，还记得我们说过，让我们客观看待一个边缘型人格障碍者的前提是让自己保持镇静，同时还要鼓励对方保持平静。

　　如果你所爱的人提出这样的要求，并且你也愤怒时，试着挖掘这种行为背后的因素或许更有帮助。对方可能会说这是自己想到的唯一办法，除此之外，你还要了解此时他们往往陷入了极度的焦虑状态中。当我们被告诫自己无法解决某个问题，又必须要解决时，自然会感到非常焦虑或恐惧。

　　试着花一分钟时间想想：恐惧是不是会增加你的能量？这往往会让人想逃避引起自己害怕的事情：看见蛇你会跑，你会避开蜘蛛网，你不会申请自己没把握的职位。恐惧在人类的生存过程中非常有帮助，人一旦没有了恐惧，面对吃人的老虎时就不会跑开。但不幸的是，高强度的恐惧或焦虑会干扰大脑对信息分类的能力，使个体无法找到新的解决办法。由此，你爱的人产生的恐惧感或焦虑感已经削弱了他们解决问题的能力。此时，因为恐惧 / 焦虑而产生的生理能量还存在，它只是转化成了要求你帮忙时所使用的方式。当情绪平缓时，你所爱的人可以说："我可能确实需要你的帮助。"当焦虑强化时，就变成了："听着，你必须帮我。"

> 　　当边缘型人格障碍者要求你帮忙时，他们并非试图推卸解决问题的责任；当下，他们确实在解决自己的问题，办法就是获得你的帮助。

　　并不是所有主动被动状态的表现形式都是提出强烈的要求，相反，有的边缘型人格障碍者会表现得很无助。如果你认为事实并非完全如此或因内疚而产生同情，通常你都会很恼火。因此，最重要的还是要清楚到底发生了什么。羞愧感往往会让你所爱的人表现得很无助。如果边缘型人格障碍者用非常安静扭捏的方式（有时候可能表现得像个孩子）来寻求你的帮助，眼睛看着地板，很可能他们就是被羞愧感支配而产生的主动被动状态。边缘型人格障碍者往往因为自己缺乏解决问题的能力或信心而感觉糟糕，而他们的羞愧感也会因为环境和对自我否认的倾向而加剧。当然，如果在你所爱的人曾经无助时，恰恰别人解决了她的问题，这段经历也会加剧她的无助感。

背负解决另外一个成年人的问题的责任会让人感觉很艰辛。这个问题有时比较常见，有时确实很棘手，尤其是当你深爱的人寻求帮助的方式常常让你想拒绝的时候。我们都清楚这种人际互动方式会让人想远离，不太想帮忙。但是，一旦你了解到你所爱的人或许没有机会学习如何解决问题，要么他们被告知不要相信自己，要么缺乏恰当的沟通技能以寻求帮助，你很可能就会对他们的主动被动状态做出不同的回应。如果你这样做，将在整个过程中为你所爱的人提供培养补救技能的机会，在未来逐步提升她的解决问题的能力。

不要混淆"主动被动状态"与"被动进攻"

汉娜（Hannah）答应要为姐姐贝瑟尼（Bethany）办一场迎婴派对（baby shower），但是她耽搁了计划：没有与蛋糕师打招呼，也忘记了发送请柬，在派对来临前她给你打了电话。她的情绪很低落，她说自己没办法把派对办好，需要取消这个派对。为了避免灾难发生，你答应介入，帮忙订了蛋糕，打电话给亲友送出请柬，最终派对非常完美。但你却很生气，并自言自语道："她是在对你进行被动进攻。"

想想这代表什么？"被动进攻"其实是一个古老的词语，没有什么实际的含义。曾经人们认为这是一种防御机制或通过无意识的行为减轻焦虑感的方式。如今，它已经成为一个笼统的术语，被用来粗略地描述"你最终想要一个结果，但是却不承认或不愿意付出努力以取得最终的结果"。可是在以上描述的场景中，你觉得汉娜是在针对你吗？你觉得她是计划好在最后一刻把这个任务丢给你吗？我觉得她或许确实想主持这场派对，也很想把它办好。她无法整合好所有的事情，可能因为焦虑的困扰而使她推迟了安排所有事情。接下来她知道，派对时间要到了，因此她变得很慌张。她完全可以取消派对，但她知道你一定可以拯救这个派对，当然，你也确实做到了。

不幸的是，很多关心边缘型人格障碍者的人却认为，当边缘型人格障碍者需要他人帮忙以解决问题时，他们就是在"被动进攻"。

事实上，我们相信她并不是故意的，汉娜解决问题的方式就是很被动的。她并没有主动出击，或者回避问题。当她开始试图解决问题时（发请柬、与蛋糕师联系、做计划），她的情绪开始波动，而解决问题的能力开始下降。毫无疑问，她崩溃了。她本可以取消这个派对，但她更愿意获得别人的帮助。在寻求帮助时，她可以很有攻击性地说："你得帮我，你现在必须帮我。"也可以很被动地说："我做不了，对我来说这太难了。"所以，你帮忙解决了她的大难题。问题在于，她无法通过你的帮忙丰富自己的经验，因为汉娜患有边缘型人格障碍，她本来就觉得自己无法安排好这个派对，被解救反而会加重她原本的羞愧感。你在 24 小时之内办好了派对只会更加让她觉得自己无能。而关于如何解决问题，她一点经验也没汲取到，在面对下一个任务的时候，她只会更加恐惧，甚至会贬低自己，情绪让她无法实施解决问题的步骤。在这个场景中，汉娜主要学到的一点就是你可以解决问题，而她不能。

你没有义务充当你所爱之人的生活教练，没人告知你，你的任务就是教授她解决问题的策略，但是如果你对她的求助做出不同的回应，她可能就有机会开始学习自己解决问题。

解决问题的步骤

如果出于本能地解决问题，你可能不会意识到，在整个过程中采取了以下几个步骤。但是如果分步骤来看待，你或许能够注意到你所爱之人最大的困难点。之后就可以使用第 5 章提到的七步回应法来关注你所爱之人最不擅长的这些步骤，如下所示。

1. **发现问题**：需要解决的问题是什么？目标是什么？

2. **分析问题**：构成问题及问题场景的因素有哪些？

3. **生成方案**：单纯的头脑风暴，不要因为想法荒谬或不现实而排除任何一个想法。

4. **选择办法**：精简方案，挑出其中一个最能达到目标、解决问题的方案，当然，也应该是实施起来最现实的一个。

5. **检视办法**：为了达到目标，可能会遇到什么问题？如何克服这些障碍？

6. **付诸行动**：试着实践这个目标。

7. **评估办法**：是否有效？如果没有，从"方案清单"中找到另一个，付诸行动。

如何应对主动被动状态

卡梅拉（Carmela）认为自己没有能力解决生活中的难题，她当下面临的最大挑战就是为自己找到一套公寓，所以她极其希望你能够帮忙。但你有其他重要的事情要办，你希望她能够自己解决，而且你也不觉得这有什么困难，可她认为自己做不到。她不断地给你打电话，而不是去做与寻找公寓相关的事情，甚至也不看分类广告来寻找还不错的房源。

她现在住的地方马上就不能住了，但还没找到新的住处。要么你介入帮忙，要不她就将无家可归。对此，你很生气，可还是很关心自己的女儿。你可不想她居无定所，当然也不想让她搬回家里。于是，你出去帮忙找了一套公寓，陪同她一起签了租赁协议。你不停地想："这个 28 岁的女儿到底什么时候才能独立，自己什么时候才能拥有一些真正属于自己的时间？"

在弄清楚如何应对主动被动状态之前，你可以先询问自己以下四个问题。

1. 你所爱之人是否清楚如何解决问题？
2. 情绪是否干扰了她解决问题？
3. 对于自己能够找到合适的解决办法，或者把办法付诸实践，她是否缺乏信心？
4. 你是否对她的求助方式感到困惑？

如果你很熟悉对方，你或许就能猜到前两个问题的答案，也经历过不少类似的场景。你所爱的人是否有展现出能够解决大部分问题或某类特殊问题的能力？你通过对她过往的哪些经历以及当前的哪些身体语言，解读到恐惧、愤怒或羞愧正在干扰她归类以及解决问题？

至于第 3 个问题，你所爱的人或许明确地表达过自己缺乏信心，他们可能说过："我知道有三个选择，但我总是选择错误的选项。"又或许从与他们交往的经验中，你得知她确实缺乏这样的信心。

只有你才知道对方请求帮助的方式是否让你即刻就想拒绝。有些类型的请求会触动我们的敏感区域，通常每个人的敏感区不尽相同，但有一句话会令每个人都很不愉快，如下所示。

> 你爱的人是否说过："我需要你……"在自信训练中，我们教导学员绝对不要使用这个短语来寻求帮助，因为这句话总是会让人自动想要说"不"。

如果你对上述四个问题的答案都不确定，下一步你需要对你爱的人做一个评估。她来寻求你的帮助时，你需要获得更多的信息才能帮忙。你将在以下探索方法中识别第 4 章中提到的五步回应法中的相关因素。

1."问题到底是什么？你需要做些什么？"

如果她无法描述问题或者她想要的结果，请与她一起对问题做一个清晰的界定，在这个过程中，逐步与她一起找出问题的解决办法。请参考后文的内容，一步步教她如何解决问题，帮助她确立针对具体问题的各个步骤，征得她的同意以进行尝试。当然，请不要忘记在每一步都对她面临的困难进行验证、验证再验证。

2."你是否担心自己无法让期待的事情发生……你对那个人太生气了，所以没有了效果……对于做这件事很为难？"

如果这就是问题，你可以请你的亲属检视情形的事实因素。通常，情绪会干扰行为，因为我们会把情绪当成事实来看待。例如，如果你所爱的人不敢请你的伴侣帮忙修理她家里的东西，她就应该寻找原因。你的伴侣是否能够按照她的要求去办？你的伴侣是否会给她造成身体和情绪上的伤害？如果答案是肯定的，她就不该向你的伴侣寻求帮助。保罗（Paul）真的会因为尴尬而死在银行吗？帮助你所爱的人明白情绪只是情绪，虽然有困难，但你需要让她明白她还是可以解决自己的问题的。你可以说："我知道你担心自己可能会尴尬到无地自容，但没人真的会因此死掉。尽管觉得尴尬，你也一定可以自己去银行。"或者"我知道你可能担心银行的工作人员会对你说'不'，即便如此，你也可以去问问他。"

3."**你觉得自己能解决这个问题吗？**"

这个问题很难回答。信心的缺乏可能源于长期尝试解决问题的失败。你告诉自己所爱的人你对她有信心可能会对她有帮助，但这还不够。在现实中，个体只有重复成功地解决问题才能变得更有信心。同时你也要记住，如果你放弃了，你替她解决了问题，从长远来看，你只是在削弱她的信心。如果需要去银行或打电话，你可以陪着她，但要说明，她自己要完成所有的交流。如果事情发生在工作场所或其他你不方便出现的地方，你可以和她一起进行场景模拟，尽量让模拟保持真实。换句话说，就是让她告诉你，别人可能会如何反应。使用辩证行为疗法的治疗师经常基于困难的场景与患者做角色扮演。最近，我需要和导师进行一场有点难度的对话。她的回应方式通常会让我焦虑，我有点担心自己说不出本应该说的话，所以一个朋友和我进行了角色扮演，这位朋友对我的导师以及她的应对方式也有一些了解。通过角色扮演，我得以思考导师的应对方式，这会让我比没有做这次练习时更有信心展开这段对话。

4."**你是否对对方的求助方式感到困惑？你是否会立即想说'不'？**
   如果知道了前三个问题的答案，对方在以不同的方式询问时，你
   是否觉得提供帮助才更合适？"

如果你确定你爱的人确实不知道如何解决问题，她的情绪会干扰她对事实进行客观的分析，由于缺乏信心，她犹豫不决。是什么因素阻止你想要帮助她，而希望在未来她能够自己解决这些问题的呢？如果你当前对自己非常关爱的这个人缺乏同情心，极有可能是你被要求必须帮忙，这会让你和大部分人都很反感。如果是这样，你非常有必要询问一下自己，这种下意识说"不"的反应，更多是因为你觉得你爱的人其实可以解决自己的问题，还是因为他的求助方式让你不舒服？也就是说，如果事关你所爱的人自己应该解决的问题，请不要花费时间来谈论他为何寻求你的帮助，而应该多谈谈如何解决问题。然而，如果你愿意协助解决某个问题（可能是任何人都需要帮忙才能解决的一个问题），只是对方与你互动的方式让你想要拒绝，请让你所爱的人换一种方式来请求你的帮助。这么做常常会引发对方的情绪升级，假若对方的情绪引发了你的情绪，请参考使用我们在第4章中提到的管理自我情绪的方法。

接下来，尝试一下辩证行为疗法教授的关于如何请求帮助的人际互动技巧，我们可以借助一个 DEAR 的首字母缩略词来记忆，这些技巧，如下所示。

D（Describe）：**描述场景**，只陈述事实。

E（Express）：**表达**自己对场景的感受及想法。

A（Assert）：**提出**自己的愿望，对你所爱的人提出自己的需求。

R（Reinforce/reward）：**支持 / 奖励**你所爱的人满足你提出来的需求的行为。

如何将这些技巧用在与你所爱的人的对话中？我们或许需要运用两次 DEAR 原则，一次是让他改变求助的方式，另一次用在你拒绝请求时。

- 拒绝请求

    D（描述）："保罗，你让我去银行帮忙清理你的账户。"

    E（表达）："帮你管理你的财务让我感觉有点别扭，我觉得你应该自己处理。"

    A（提出）："我不会替你去银行。"

    R（支持 / 奖励）："但是如果你坐下来帮我厘清状况，我可以帮你弄清楚到底需要说什么。"

- 关于求助方式

    D（描述）："莎拉，你说你需要我的帮助。"

E（表达）："当你对我大声说话的时候，我其实很想说'不'，即便我知道帮助你应该更有效。"

A（提出）："你能用更平静、不带评判性的语气再和我说一遍吗？"

R（支持）："如果你能做到，我就会帮助你。"

因为你与你爱的人之间的关系很重要，所以你需要时刻记得做验证。你明白要寻求有能力的人帮忙很不容易，我们都有不自信的时候。因此在展开这段对话之前，需要先激发你的同情心，详细内容请参考第 4 章提到的建议。

曾经，我的一位患者因为诅咒主管而面临失去工作的状况，最终在她的办公室还是发生了伤人流血事件。她来找我，强烈要求我命令她的主管不能开除她，我当然不能这么做。我开始尝试与她一起研究如何应对工作中发生的问题。即便我一再表达对她的信任，试图找到解决问题的办法，她还是认为自己做不到，并且越来越难过。最后，她用力拍着我的桌子喊道："该死，现在你必须立刻修复我的生活！"她拍桌子的声音太大了，以至于我的几位同事跑到我的办公室门口，防止我被殴打。她把所有的信任都强加在我身上，对自己却没有一丝信任。这让她急迫地想得到我的帮助。我所要做的就是给予她足够的验证，以便她的情绪能够缓和。我对她说："你很担心失去这份工作，觉得自己目前什么也做不了，你当然希望有人能帮你。"接下来，就可以开始解决问题，我说："你知道，我给你的老板打电话不会有效果，对吧？这只能让他更恼怒，我们一起来看看你能做些什么。"

随着谈话的深入，我了解到她曾经和一位朋友一起居住，结果朋友觉得自己被占了便宜，要求我的患者搬走。她自然不理解自己到底做错了什么。她记得自己对朋友一直很好，我相信她也确实是这么做的。但是她把朋友卷入了自己的一场法律纠纷，她的朋友任何时候想到与这场纷争相关的事情，都难以忍受。我的患者会谈论她们共同好友的不是，而且认定她的朋友也会赞同她的观点。她要求朋友"站在她这边"，否则就会谴责朋友。作为治疗的一部分，我们要一起重新建立她与朋友的友情。但首先，我的患者要学会不再非议她们共同的朋友，还要学习如何以他人能够接受的方式请求帮助。由此，她最终学会了依靠自己的力量解决问题，明白了自己需要帮助的时候如何以他人能够接受的方式提出请求。

强化解决问题的努力

如果缺乏解决问题的技巧是困扰你所爱的人的主要问题，我们已经针对技能发展提出了一些建议，也给出了提升沟通质量的方法。有时候，你明知道对方提出的求助要求完全合理，但是其求助方式却让你觉得生气、反感，甚至想采取防备措施，此时你就可以使用这些沟通方法。然而，如果你所爱之人的问题出在缺乏自信心方面，此时你就需要充满真诚与尊重地给予对方努力解决问题所需要的支持。如果你18岁的儿子试图打理自己的银行业务，但是银行却拒绝了他，你就要尽自己所能来检查问题出自哪里，看看还能做出哪些不同的努力。自然在一开始，你也要验证儿子因为这个结果有可能产生的情绪。同样重要的是，请不要验证无效的事情，如糟糕的决定或无效的行为，诸如银行经理正在与儿子交谈，你却指责经理推卸责任。孩子们通过学习会了解到，一个人并不能擅长做所有的事情，重要的是找到努力的方法，找到对哪些事情可以处理得很好，另外诚恳并且非批判性地指出哪些方面仍待改进。很多边缘型人格障碍者已经发现了自己的能力不足，而且会感到羞愧，验证他们的情绪时推翻了他们原先的自我形象，由此开启了学习解决问题技巧的大门，但当信心缺失时，这个大门通常又会关闭。

鼓励情绪管理

如果你知道你所爱的人受情绪支配而无法对问题进行归类，也找不到好的解决办法，请格外注意我们在第 4 章及第 5 章提到的情绪管理的相关建议。解决问题的前提是要有一个"清晰"的头脑。

对于你所爱的人来讲，学习解决问题的能力非常重要，这不仅仅是为了改善日常生活从而形成长远的目标，也是为了阻止因"失败"而产生的情绪继续蔓延。我们将在第 8 章中提到"表象能力"，这是一种边缘行为，有些人由此能够有效地逃避解决问题，他们表现得好像一切都很好，无论发生什么问题，他们都可以解决，而事实上并非如此。

第 8 章

事情太糟糕……别担心，我来解决

　　凯蒂（Katie）的未婚夫马特（Matt）看起来能够解决生活中的所有问题。认识他的人都觉得他无所不能：给帆船俱乐部制订详尽、精致的旅行计划；对办公室充满政治敏感性的冲突予以协商解决；每年他所在的地区遭遇冰暴的时候，他能够巧妙地操控好自己的越野车。但是凯蒂看到的却是另外一个马特，当他需要预定一个餐厅时，他会很惶恐地给凯蒂打电话求助，并坚称自己做不好。凯蒂很困惑，以前她目睹过马特预定餐厅，事实上，就在几周以前，她与马特约定在一家新开的餐厅吃晚餐，而马特用自己的名字预定了餐厅。当凯蒂正在解决工作中遇到的一个难题时，马特打来电话要求凯蒂帮忙，她首先试着和他开了一个玩笑："马特，你真有意思，没问题，我会帮你。先把你的手放进口袋，接着从里面掏出来一个我们称之为'手机'的东西，按上面的数字键给你最爱的餐厅打电话，预定一个晚上 7 点钟 12 人的餐桌。"之后，凯蒂没有听到感谢的笑声，她等到的是沉默，然后是语气平平的回复，马特说："哦，是，我也会。"接着，马特挂断了电话。虽然凯蒂还有点疑惑，不过她还需要重新集中精力解决自己的问题。凯蒂回到家，马特正在等她，他看起来脸色苍白，用虚弱的声音说他自己做不了晚餐计划，如果她不帮忙的话，工作就要丢了。

马特患有边缘型人格障碍，凯蒂与其他非常了解他的人有时就会看到他出现上述的表现。当他为了别人认为他自己能够办到的事情而向别人求助时，就会进入第 7 章描述的"主动被动状态"。他信誓旦旦地表示自己能够完成某项特殊的任务，结果实际表现却并非如此，我们称之为"表象能力"。表象能力会有几种不同的形式，它本质上是指人的一种行为模式，具体是指某人看起来很有能力解决生活中所有的问题，事实上却并非如此。

很明显，这种行为对你爱的人来说存在很多问题：或许你指望你爱的人能完成某项任务，结果却发现他做不到；或许你刚和姐姐或表哥争吵完，本来你觉得他们能做某件事情，结果他们认为自己做不到。边缘型人格障碍者明明以前做过某件事，结果现在发现自己做不到。你是否发现自己对现实的体验与你爱的人的体验有很大的不同？你爱的人是否告诉过你一切都很好，事实上，她的生活却支离破碎？

边缘型人格障碍者会让你感觉在一段关系中迷失，我们在第 1 章中也提到过他们的所有表现方式。表象能力就是让你困惑的一大因素：本来你以为自己非常了解你爱的人的能力，现在却要怀疑一切是否都是自己的想象？曾经在课堂上轻松完成任务，如今在家里却无法施展能力的成年人到底是谁？因为对一段失败的关系感到绝望，刚刚还威胁要做极端事情的人，一个小时前却笑着告诉你，她会向朋友解释为何她们会争吵，并向朋友道歉，因为朋友对她来说非常重要，她会做出理性的改变，对此你有什么感觉？

就像马特与琳达（Linda）的关系一样，琳达看上去也很有能力处理工作中发生的复杂的人际冲突。她管理着一个团队，大家工作融洽。然而，当回到家里的时候，她就变得焦虑、压抑，她无法要求丈夫做日常最简单的家务。丈夫既不扔垃圾，也不喂猫，也不给草坪浇水，这些让她的怨念越积越深。在上班的时候琳达顺手完成的事情，在家里似乎变成了不可能完成的任务。

乔丹（Jordan）正坐在妈妈的厨房，她告诉妈妈自己看到男朋友课间亲吻另外一个女孩，那两个人看到她后，当着她的面大笑。她平静地描述着这个场景，脸上毫无表情，就像读一个 17 世纪写就的无聊的演讲稿一样。因为她在谈论这件事的时候看上去并没有受多大的影响，所以妈妈的反应极其平淡，她根据女儿的语调而并非她讲述的内容做出反应。当天晚些时候，乔丹的妈妈从另外一个女儿那里得知其实乔丹很崩溃。给姐姐打电话时，乔丹喝了一瓶酒，随后又打给妈妈，指责她就像欺骗自己的男朋友与那个讨厌的女生一样残忍。乔丹认为她很明确地表达了自己的震惊、心碎还有羞辱感，可妈妈觉得女儿既然感觉如此糟糕，为何还表现得那么平静，为什么不能更确切地描述这件事情对她的伤害。

卡利（Kali）的阿姨很开心地看到，这些天侄女好像把生活中的事物处理得井井有条。在 7 月 4 日国庆节的烧烤派对上，她看起来很轻松，不像之前一样防备他人。她心情愉悦，时而微笑，时而大笑，她像往常一样取笑卡利，但并不刻薄。但是 4 个小时以后，离开阿姨家的卡利打来电话，说她觉得很压抑，而阿姨并没有看出来自己的压抑让她觉得更糟了。卡利因为阿姨没有及时回应而感到失望，这让阿姨非常困惑、消沉，因为她并没有看出来侄女说的这些"明显的事实"。

表象能力可以由很多不同的方式呈现，辨别出它们能够帮助你找到最佳的回应方式。在这个过程中可能会发生几件事：首先会存在泛化（generalization）的问题，你可能会困惑于某个事实：你爱的人在某种状况下能够做到的事情，换了环境就做不到了；其次，因为你爱的人不具备某些能力，但你可能认为她有，这样一来，你有可能会把事情弄得更复杂；再次，你爱的人有可能会粉饰自己的情绪，这让你觉得一切正常，事实上，对方的情绪有可能随时会爆发；最后，你在场时，你爱的人可能会很快乐，而一旦与你的互动结束，就会很崩溃。接下来，我们将进行详细解读。

你爱的人是否有泛化的能力

动物，也包括所有人类，会在一个环境下学习行为，这叫作"特定情境学习"（situation-specific learning）。凯伦·布莱尔（Karen Pryor）是一名海豚训练师，她出版过一本对行为塑造非常有帮助的书——《不要开枪打狗》（*Don't shoot the dog*），她在书中指出："海豚在一个训练池学会的技巧无法运用在下一个训练池，所以，即使一只海豚在一个海洋馆被训练得很好，当它被转移到另一个地方时，也需要重新接受训练，因为其行为一般不会从一个环境转移到另一个环境。"一个孩子在学校被要求保持安静，但到了宗教场所，需要重新被告知保持安静。对于孩子来说，需要保持安静的地方是教室，而做礼拜的地方完全是另外一个不同的地方。最终，孩子能够学会区分两个不同的环境有着相同的要求，只是因为它们共享了一些重要的特征。稍微大一些的孩子清楚，在博物馆里，馆长做讲座的时候需要保持安静，因为其他人很安静，而且大家在认真听别人的发言；听音乐会时也需要保持安静，因为大家都很安静，大声说话会妨碍别人听音乐。再大一些的孩子知道，保持安静是一种在类似葬礼这样忧郁的场合表达尊重的方式。

除了面对所有动物都存在的环境转换时的行为泛化困难以外，边缘型人格障碍者的情绪和认知失调加剧了问题的复杂性。所有的人类泛化行为都需要进行心理联想，但激烈的情绪让边缘型人格障碍者几乎不可能进行泛化。研究人员做了很多关于人类如何学习新行为的研究，他们发现人们在一个环境下可得的行为不一定能够在其他地方予以实践。有自杀倾向或抑郁的人更难将一种行为从一个环境应用到另一个环境中。激烈的情绪会降低个体完成任务的概率，如果你爱的人在家里比在工作中更能管理好情绪，她在家里看起来会更有能力。你爱的人的情绪状态影响着她在不同环境下的行为能力。如果她在家里更焦虑和压抑，此时她在行为管理与表达上会更困难。

边缘型人格障碍者身边的人常常会因为一个事实恼火：边缘型人格障碍者的某些行为在一个情境下很典型，然而在其他情境下的表现就完全不同。你可能会说："吉姆（Jim）和他父亲之间可以产生分歧，而且他们很容易就能平静下来，但吉姆不允许我和他之间有分歧，而且吉姆经常会失控。"随后，家庭成员就会对他做出评判，他们也许会说："他就是不想控制自己。"此时，可能根本与"想不想"没有太大关系，有可能是情境不同，也有可能是心情不同，还有可能是刺激源不同。

边缘型人格障碍者比其他人更难进行行为泛化，很大的原因在于情绪干扰了他们进行学习。强烈的情绪不仅能够抑制个体做出已经习得的行为，还会阻止个体正常表现。通常在航班取消或无法到达目的地时，我的挫败感与情绪都很强烈，此时我并非不知道怎么说话，而是情绪阻碍了我的表达。只要情绪还在，我就无法使用各种技巧，也想不到与机场工作人员交流的更有效的方式。我所能做的事情就是在情绪缓和时重新提出请求。

> 如果你爱的人在一个情境下无法做自己曾经做过的事情，并不是她不够努力，只是她在特定的环境下并不能展现这种行为能力。

由于边缘型人格障碍者会被情绪支配，因此与其他人相比，某个特定情境下的简单任务对于他们来说都可能会更难、更具有挑战性。这也是许多人认为边缘型人格障碍者应该能够完成任务，而当边缘型人格障碍者说无能为力时人们无法相信的原因。还是以琳达为例，许多人会被同事吓到，因为担心同事的评判而不敢下达命令，处理办公室的政治问题。然而，我们对自己所爱之人的信任很容易让他们坚持要求配偶同等分担家务劳动。但是琳达就像许多边缘型人格障碍者一样，因为害怕被抛弃，与同事相比，她会认为丈夫的反对的威胁性更强。

情绪成为一种情境

边缘型人格障碍者不仅缺乏跨环境泛化的能力，还常常受情绪支配，这也让问题变得更加复杂。由此，我们所爱的人在某个情境下展现出的能力（如维持你们的关系）可能会随着心情的变化而变化。

例如，昨天你和塔莎（Tasha）吃了午饭，她的情绪非常稳定。她说近来睡眠安稳，觉得自己的生活正在逐步改善。在互联网上认识了一位男士之后，对于是否要出去约会，塔莎想征求一下你的意见。你告诉她应该先通个电话，再见面吃饭。这并不是她真正想听到的答案，她其实更希望你说这位男士听上去不错，应该去见见。不过，她还是接受了你的意见，她还说你的意见很不错。

今天，塔莎又打来电话，听起来情绪很不稳定。她讲话大声、语速很快，并表示自己非常激动，以至于昨晚没有睡着。睡前，她收到了男性网友发来的邮件，他邀请塔莎一起过周末，并说已经在海滩找好了度假的地方。塔莎想知道你的想法，当然，你把昨天的话又重复说了一遍。结果她被激怒了，她指责你一点都不关心她，就想让她孤独终老。就在昨天，塔莎虽然不认同你的意见，却能勉强接受，而今天却不能，区别在哪里？那就是心情状态。很有可能昨天她将情绪管理得很好，但今天她很兴奋地想要与那位男士会面。另外，一夜未眠会让所有人的情绪十分敏感。由此，她的回应完全依心情而定，建议没变，但情境变了，心情也变了。

当然我们都有泛化的问题，也会遇到情绪和心情干扰行为的时候。你有没有戒过烟？如果有，我相信你在某些地方一定很容易不抽烟，或许是某个地方禁止吸烟，或许你从来没在这个地方抽过烟，但换了地方就很难。当然，你也会有自己行之有效的替换行为。随后，你去了一位抽烟的朋友家，曾经，你就坐在她的后门廊上抽雪茄。此时，你所有的替换行为好像都失效了，你也承诺戒烟，可就是做不到。你的行为并没有从一个环境泛化到另一个环境。

现在，想一想不抽烟时你的心情如何。例如，某天你过得非常糟糕，你感到很生气。之后，你去了朋友家，她正坐在后门廊上吸烟，或许你也会毫无意识地点燃一支烟，或许你会说："见鬼去吧！"随即就把烟点燃。如果她没有抽烟，家里也没有烟，可能你也不会抽。你的行为取决于情境（环境、条件）和你的心情。

心情和行为之间的关系对边缘型人格障碍者来说，联系更为紧密。你爱的人表象能力敌不过现实的无能为力，了解这一点，有助于帮助你理解彼时到底发生了什么。在马特的例子中，或许他承认自己无法把社交技能运用到工作环境中，或许那天他因为一些不相关的原因而感到焦虑。当受到干扰时，边缘型人格障碍者无法很好地管理自己的情绪。你可能会担心体检结果，但是却能控制你的担心，进而挑选餐厅，预订座位，不过分担忧自己的选择，但是马特可能做不到。当凯蒂接到未婚夫的电话时，她或许并不清楚他的心情，如果她知道心情会扮演如此重要的角色，或许她就会做出不同的反应。

如果你爱的人之前做过某件事情，当你非常困惑或愤怒于他"突然"变得无能时，请问自己如下这些问题。

- 你之前是否看过他在这个特定情境下展现这种能力？如果没有，或许是因为他无法进行行为泛化。

- 据你了解，这种情境是否会触发你爱的人的情感脆弱？

- 你知道你爱的人此刻的心情如何吗？是焦虑、忧郁、过度兴奋，还是愤怒？

你的假设是否导致否认

你爱的人执行任务的能力忽强忽弱，另一个可能的原因就是你是否做了不该做的假设？你确定你爱的人确实拥有你认为其拥有的能力吗？有时候，我们可能会高估人们的能力，因为我们看到他们之前有过解决某个问题的能力，就期待他们能够一直拥有这种能力。例如，贾斯廷（Justin）准备停止做自我伤害的行为，对于她来说，与你的争论就可能成为引发她最终伤害自己的导火索。虽然你不情愿，但现在你不得不管理贾斯廷的财务。因为她总是过度消费，之后再来找你帮忙，把财产交给你管理看上去还比较有效。你们对她的财务分配方式上产生的分歧导致她有几次割伤自己的插曲。几周之前，贾斯廷找到你，她想要买一辆车，你与她一起分析了预算并告知她的财务状况不太稳定，资产不足以用来购买汽车。贾斯廷非常失望，但是却处理好了自己的情绪困扰。

几天后，她又来找你，这次她想要买双新靴子。因为已经讨论过买汽车的事情，你直接回复说："贾斯廷，你知道你自己的财务状况并不乐观，我不会给你写支票的。"因为之前接受了不能买汽车的"坏消息"，你认为她也能接受不能买靴子的现实。结果她根本无法接受并且情绪变得很低落，最后再次割伤了自己。这中间发生了什么？可能有几件事情：你认为贾斯廷已经忍受了一次失望，因此对其他失望的情境，她应该还可以再容忍一次。

贾斯廷能够在某个情境下调整情绪不代表她可以在其他任何情境下也能这么做。或许那天她遭遇了好几件令人失望的事情，又或许她没有睡好。有无数理由会导致她买靴子的想法被拒绝后陷入情感脆弱，有些情况与我们在前文中提到的泛化困难相关。

你爱的人在某方面的能力能够延伸至多远多深，不需要你来探究，你应该考虑的是表象能力而不是其实际能力。你认为你爱的人能够做到某件事情，事实上她却无能为力，或许是她真的办不到，至少在当时的情境下她做不到。

> 表象能力代表在某种环境下，人们总认为我们所爱的人的能力水平比其实际能力水平要高。

不要高估你爱的人的能力

如果你觉得你爱的人比她自己认为的或实际上更有能力，你就在无意间否定了她。你可能会和她说："如果你真的想做的话……"这代表她不够努力，或者她只是想"操控"别人或做"游戏任务"。在贾斯廷的例子中，家人很容易就认为她因为买靴子的要求被拒绝就割伤自己，她只是想让家人给她买靴子或改变主意。如果你考虑一下我们之前讨论过的泛化和情绪支配的内容，或许只是因为贾斯廷确实无法忍受买鞋的要求被拒绝、睡眠不好，或者是其他令她失望的因素导致她无法承受再一次的失望。这里的问题在于贾斯廷的家人认为她在某天因为某件事已经忍受过一次失望了，她就总是能容忍失望。

　　如果你认为你爱的人应该能够做到之前已经做过的事情，请询问自己如下这些问题。

- 我如何知道他在每个真实的场景中总拥有这样的技能？
- 我是否在假设他这样做只是希望我代替他做某件事情？

　　如果你强烈认定你爱的人能够按要求做事，当他说自己做不到时，就评判他是在操控你，这就表明你有一个潜在的假设，而这个假设是错误的且无效的。

你爱的人是否在隐藏情绪

　　表象能力通常是由隐藏情绪促成的，由于人们不被允许在脸上或肢体上展现出他们体验到的情绪，因此就会把情绪隐藏起来。情绪的功能之一是与他人交流我们的体验，进而影响他人的行为。例如，通常你从别人的面部表情（轻微皱眉、眉头紧锁），非语言行为（双臂交叉、紧握双拳）以及语言表达（语速快、声音大及谈及内容本身）方面能够知道对方生你的气了。边缘型人格障碍者通常会自动抑制与负面情绪相关的非语言行为。他们这么做，可能有如下几个原因。

1. 童年时期，他们可能学到表达（甚至是产生）负面情绪是不恰当的。
2. 随着时间的流逝，他们在表露负面情绪的时候会受到惩罚，有时候是因为他们的情绪化行为激烈到难以控制，有时候仅仅是因为他们产生了情绪化行为。

由于受情绪影响，边缘型人格障碍者重复地陷入麻烦当中，他们渐渐地将情绪与情绪表达剥离开来。他们开始关闭情绪通道，同时也开始抑制自己自然地表达情绪。结果就产生了边缘型人格障碍者的实际情绪体验与看起来不一致的情况。他们在隐藏情绪时，情绪还在，只是不被允许自然地表达出来。因此，边缘型人格障碍者或许在很生气的时候，却在大笑；或许在很伤感的时候，他们却告诉你自己很好，声音听起来也很好，即便他们并不是真的好。

> 隐藏情绪并不是要"操纵"或"控制"别人，而是对过往失控情绪的不当体验的适应性反应。

你爱的人是否有和你诉说过其生命中最糟糕的一天？她描述着发生的事情，听上去确实很恐怖。但她一边说话，一边看杂志，脸上的表情也不像在回忆"生命中最惨的一天。"她没有流泪，也没有尖声控诉，面部肌肉看着也不紧张。你知道你爱的人感觉很糟糕，几乎要崩溃了，但是她并没有表现出来，由此你的回应也比较平淡，她也还在继续看着杂志。你可能说了一些支持她的话，但不是如"这简直太可怕了，我们怎么办"之类的。她把情绪隐藏了起来，而你对她的回应就好像她有能力解决自己的问题一样，实际上她确实经历了生命中最糟糕的一天。或许她觉得情绪失控，甚至想要自杀，但并没有准确地将这些情绪显露出来。她可能觉得描述她的感受而不是展示她的感受已经足够表达她的情绪，了解这一点对你来说非常重要。她可能不理解人们会自动地对情绪的非语言表达进行回应，而不是语言表达。如果你的回应不温不火，即便你并不清楚事情对她来说到底有多糟糕，她可能也会对你感到生气绝望。

如果你爱的人正在描述一段可怕的经历，但是没有将情绪表露出来，请注意做到如下两点。

- 在这种情况下你或其他人有何感受？如果你的回答是"恐怖"，请相信这个词，而不是只参考对方的表达方式。
- 向你爱的人描述你看到的和听到的区别，询问她哪个更准确。

你爱的人是否通过你的帮助获得了能力

有时，边缘型人格障碍者在与关爱和支持他们的人同处一室的时候，通常会看起来更有能力。治疗师总是见到这样的情况：患者在疗程中看起来很不错，不过当天稍晚些时候他就会打来电话，说自己对生活绝望，想去自杀。这个转换让治疗师也非常困惑。为什么患者在治疗过程中不直接告知呢？答案就是，患者在与治疗师同处一室时并没有问题，她也确实不想自杀，但当治疗结束，外界的关爱和支持消失的时候，压抑的情绪和想法就会重新回归。

所有人都知道，边缘型人格障碍者在生活中需要他人。他们不喜欢孤独，当他们处于关爱与支持的人际关系中的时候，就能更好地表现。但往往边缘型人格障碍者在生活中缺少这样的关系。当被关爱时，她能很好地管理情绪；当独自一人时，孤独就将她淹没，所有绝望无助的情绪和失调都会回归。你并没有做错什么，只是你的关爱能让她感觉更好。

> 记住，大部分边缘型人格障碍者都是关系型的人。

面对表象能力，你能做什么

现在，你已经了解了表象能力的各种特性，但重要的是要知道它们有可能同时发生。例如，某些情况下，利奥（Leo）看起来总比实际上更有能力。利奥是一家公司的销售经理。同事都喜欢他，并且觉得他幽默、有魅力，但他们不知道上班其实让利奥很焦虑。当他焦虑时，他会错过与客户的会议，篡改报告的数据。每时每刻，他都担心主管会发现自己错过客户的会议。鉴于表现优异，主管扩大了他负责的销售区域，这又加重了他的焦虑。现在他担心自己会丢掉工作，而且他无法控制自己不去担心。你本想与他聊聊，结果他保证一切都在他的掌握之中。回到家里，即便是焦虑，利奥也会出色地完成工作，你现在完全相信他可以管理好自己的焦虑。他总说一切很好，在家看上去也很平静，并让你相信他。某天回到家，他说自己的工作要丢了，不过还有别的计划，看上去信心十足。你因为正经历着糟糕的一天，听到他说的话也很受鼓舞，对他能掌控好一切，也觉得很欣慰。随后的一周，他丢了工作，并因此而备受打击。此时，你崩溃万分，不只是因为他失业带来的影响，还因为你曾相信他能掌控好一切。你质问他，他说想自杀，不相信你从来没看出来他在担心自己的工作。你觉得快要失控了，因为利奥丢了工作，更因为你不知道该如何与他交流。

关于表象能力，最重要的是要记住你爱的人的行为模式，要时刻意识到你看到的和他们实际感受到的并不一致。这也常常导致你产生前文所述的错觉，一旦期待你爱的人做某件事，你就要谨慎。不要评判你所爱的人，也不要认为对方是在"假装"。表象能力并不是一种假装的状态。通常，你爱的人受环境影响，就会产生表现能力：（1）关爱支持的环境能够减轻你爱的人对自身问题的情绪反应；（2）因为某些原因，你爱的人在某种情况下会产生情绪与非语言行为不一致的现象；（3）你所爱的人的行为从某个环境泛化到另一个环境中。你所爱的人并不是想欺骗你，只是随着时间的流逝，他们的行为也会逐渐发生变化。

使用五步回应法

你也可以使用第 4 章提到的五步回应法，或许在塔莎的例子中使用五步回应法能更有效。

1. 管理好自己的情绪。你事先做了假设，就是无论情境如何，即便塔莎不愿意听，也会接受别人的建议。当你给出与昨天一样的建议后，塔莎生气了，这让你觉得挫败和愤怒。请记住，塔莎的行为受其心情支配。如果你能注意到她两天内的心情转换，就能提醒自己如果场景变了，她的反应也可能发生变化。

2. 验证。塔莎发脾气时，表达你的理解，你知道她不想听到这样的建议，她好不容易遇到一个人，却被建议不要着急与那个人见面，这听上去确实很糟糕。

3. 询问 / 评估。问问她的顾虑是什么：为什么又来咨询你的建议？是不是她也有自己的怀疑？怎么做才是明智之举？

4. 头脑风暴 / 解决问题。如果她确实不清楚如何做，因此找你咨询，请帮助她一起列出能更多地了解这个男人的方法。另外，在其中挑选出能保证自己安全的前提下与他在一起的方法，并从中找到最佳的解决方案。

5. 找准自己的角色（如果有需要）以及知道结果后你可以采用的计划。考虑塔莎把自己选择的追求方式付诸行动后，是否愿意告知你进展，听听你的反馈？你是否希望她与对方见面后能够告知你她的感受以及事情的进展？

了解你所爱的人的极限，不要让他们感觉自己很脆弱

五步回应法可以化解表象能力带来的误解，很多时候你需要确保理解你所爱的人的感受，因为他们总会把情绪隐藏在表象能力之下。当然，也不要把他们看得很脆弱，或对他们的行为有不切实际的期待。如果意识到你所爱的人无法在不同场景中进行行为泛化，也可能无法准确表达自己的脆弱，此时，你可能倾向于介入，代替她做一些事情。但这样一来，会强化你所爱的人认定无法自己解决问题的意识，也会阻止他们在新环境中练习行为，以提升泛化能力。

你可以做什么

1. **不要假设你爱的人有某种能力**。这意味着你要做好会失望的准备。或许曾经你见过自己所爱的人做出某种行为，但不要认为这种行为会再次发生，也不要把你所爱的人的行为与同龄人的行为进行比较。

2. **在介入与指导之间寻找平衡**。鉴于边缘型人格障碍者无法进行行为泛化且深受情绪的影响，我们很容易就会认为自己应该介入。事实上，对我们来说，代替你所爱的人解决问题往往更容易。然而，我们的介入传递给我们所爱的人的信息是他们很脆弱，他们无法独自解决问题。如果你期待你所爱的人做某件事，但实际上她做不到，在得出结论之前，先确保她在某种情境下能够做出相应的行为。例如，在贾斯廷买靴子的例子中，她的亲人应该花点时间来确保她能够忍受被拒绝，而不是认为她理应接受被拒绝。

3. **时刻谨记心情与情绪对泛化产生的影响**。如果你要戒烟，即便度过了糟糕的一天，你可能也不会再去拜访那位抽烟的朋友或在她家的后门廊上坐着。作为亲属，你需要意识到对方的泛化问题，不要对他的行为感到失望。这有助于使自己保持情绪缓和，防止我们鄙夷自己深爱的人，因为我们总是很容易认为自己被"操控"或被"戏弄"了。

如果你担心你所爱的人因为隐藏情绪而呈现出表象能力，你可以说："你看起来好像不是很难过，是你不觉得难过还是其实心里感到很绝望，只是没有告诉我？"你可以让你爱的人表达她内心的感受。

现在，你已经可以有效地应对你所爱的人真实的情绪而非表露出来的情绪。关于表象能力，最需要记住的一点就是避免依据表面现象做出判断。当然，你所爱的人在某些情况下确实有能力。我们能做的，就是当你所爱的人展现真实能力的时候，帮助其强化。然而，边缘型人格障碍者周围的人总在他们无助的时候，反而认为他们有能力解决问题，由此加重了边缘型人格障碍者不被理解和病态的感觉，加重了他们的情绪失调。而情绪失调又会引发一种持续的危机模式，我们将在下一章对这一问题进行阐述。

第 9 章

为什么可怕的事情不断发生在我身上

你可能不太了解克里斯蒂（Kristy），她的生活杂乱无序、危机不断。某一天，她终于能在梦寐以求的博物馆工作了，可接下来她在一次购物狂欢中，入手"时髦"的衣服后却拒绝支付支票。上班时间，商家打电话给克里斯蒂的老板。她因为害怕在家里待了三天，最终，她还是被解雇了。她在喝了两瓶酒后，给主管留了威胁语音，结果主管报了警。当警察来时，她解释说自己当时很难过并保证以后肯定不会再这么做。警察看到她情绪平静并且理智之后便离开了。警察刚走，她就跑到浴室，割伤自己大腿后打电话给你，说自己想去死。你拨打了报警电话，把她送进了医院。你很担心她出院后，这样的事情还会再次发生。

你和克里斯蒂都陷入了"持续危机"中，也许你认为她可能很享受这样如一团乱麻般的生活。她刚给你打电话，让你帮她解决某个危机，紧接着就出现另一个危机，危机像暴风雪一样堆积，最后克里斯蒂紧张到自杀，再次住进精神病医院。

持续危机使你们都精疲力竭。克里斯蒂变得更加绝望，并且更认定自己什么都做不好，你或任何关心她的人随时都会放弃她。而你也会觉得无助、挫败、愤怒和恐惧。当这种情绪持续升级至某个点时，你会很害怕看到克里斯蒂，不愿意听见她说话，甚至只是从远处听到她的消息也会让你感到不适。

如果很不幸你已经到了这种地步，我想先解释一下：有些危机并非是你所爱的人制造出来的。边缘型人格障碍者的身体通常都有严重的问题，这一系列问题被称为"五大病痛"，包括颞下颌关节紊乱、偏头痛、纤维肌痛、肠易激综合征和间质性膀胱炎，另外还有重症肌无力以及类风湿性关节炎。身体的疼痛与不适会让我们的情感更脆弱，可以想象，强烈的情绪加上生理上的病痛只会让情况更糟糕，从而带来额外的潜在危机。身体上的疼痛会带给我们深爱的人财务、工作以及人际关系方面的压力，从而导致危机产生。

边缘型人格障碍者通常对身体上的不适极度敏感，从而会产生强烈的情绪反应，这让他们总是时刻不停地谈论着自己的状况。由于表象能力的存在，边缘型人格障碍者描述身体和情绪痛苦时并不会显示出他们实际体验到的糟糕感觉，由此引发他人质疑边缘型人格障碍者感受的真实性及其谈论的动机，这使双方之间的关系变得紧张。有时，观察者还会怀疑边缘型人格障碍者身体上的问题并不存在或被他们夸大了。如果你已经陷入了这样的怀疑，请放心，纤维肌痛、类风湿性关节炎、肠易激综合征，以及重症肌无力都是"真实"的诊断，你所爱的人不可能过分夸大他们身体和情绪上的痛苦感受。

同时，边缘型人格障碍者时常还有其他的精神障碍，如抑郁、焦虑以及创伤后应激障碍。不难想象，这些精神问题会给你爱的人的日常生活带来更多的压力，任何额外的压力都会增加危机发生的可能性，而这些都不是他们的过错。

例如，克里斯蒂就深陷在衰弱性偏头痛带来的痛苦中。再例如，你的弟弟吉米（Jimmy）也受到来自边缘型人格障碍之外的压力困扰。他生活坎坷，高中时完成学业就很吃力，还总惹上麻烦，与一群"坏"伙伴成天鬼混在一起。在家时，他与父母经常发生冲突，吵架后就会消失几天。高中毕业后，吉米选择了参军。从战场回来后，他被诊断患上了创伤后应激障碍和边缘型人格障碍，就此退伍。一旦听到巨响，吉米就会出现幻觉，但出于无奈他只能在一家建筑公司工作。工地上一发出巨响，他就会产生幻觉，最终只好辞去这份工作。然而，他却拒绝治疗，跑到酒吧喝酒以减轻痛苦，与人打架后被送进监狱待了几天。当地的警察告知他，如果再打架，还会被关进去。你只能眼睁睁地看着，你心里知道他再次进监狱不过是迟早的事。当你试图与吉米谈话时，他爆发了，他的崩溃看起来无药可救。

> 当边缘型人格障碍者同时受到躯体上的疼痛和其他精神问题的折磨时，危机发生的概率就会增加。

　　像吉米一样，边缘型人格障碍者的危机通常是日积月累而来的，由于情感脆弱，他们对某件事情最初的情绪反应往往很激烈。在情绪回归到一个可控的范围之前，某些事件的发生通常又会引发另一次危机。从某种程度上来说，各种事件在他们的生活中不断上演，定期就会发生一些危机。如果没有情感脆弱，我们通常能应对生活中的各种挑战，或在下一次情绪浪潮袭来之前迅速回归原有的情感基点。边缘型人格障碍者的情绪反应更强烈，停留时间更长，刚刚他们还蹒跚于某种打击之中，另外的打击又接踵而来，等待他们的有可能是更大的危机。另外，他们还没学会熟练地解决问题（参考第 7 章），他们在应对生活的打击时难免信心不足，因此往往会引发更多的危机。通常，边缘型人格障碍者做出的一系列决定不仅没有解决问题，反而会让情况变得更严峻。

　　戴夫（Dave）的哥哥看上去一直都很健康，没想到，他竟然会死于心脏病。他的父母被彻底击垮了。从葬礼回来后没几天，戴夫发现公司倒闭了，自己也失业了，他开始用酒精麻醉自己，以减轻痛苦和恐惧感。

妻子朝他大吼，说他喝酒喝得太多，结果他用枪指着自己的脑袋，不久后就被送进了医院。

劳拉（Laura）很喜欢钱包，不少网店在知道了她的爱好之后便给她发送时尚钱包的优惠广告。她控制不住自己，一下买了 20 个，结果信用卡被她刷爆了。随后，她的车坏了，需要花钱修理，可是她已经没钱支付修理费用了，除了自杀她想不到任何其他办法。

吉尔（Jill）正经历一段艰难的时光，生活压力正逐步让她失控。她的孩子们正处于青春期，她需要开车带他们去很多地方参加运动以及其他的课外活动，而丈夫因工作需要不得不经常出差。吉尔本来就很孤单，她的好朋友还搬走了。她被各种压力压得喘不过气来，她觉得自己需要休息一下。她开车去机场，想飞到别的地方去。到了停车场，她却感觉更加消沉沮丧，于是，她从钱包里取出药片，伴着一瓶苏打水吞了下去。

冲动行事：是原因还是结果

在第 1 章中，我们介绍过行为是边缘型人格障碍者五大失调区域的其中一项，冲动行事就是失调的一种表现。作为边缘型人格障碍者的亲人，你通常会疑惑："他们到底在想什么？"眼前这个人刚刚结束美好的一天，却突然就决定做些疯狂的事情且不计后果。实际上，卷入持续危机的人通常是对已发生事件做出反应，当下他身处令人压抑的危机中，随后他做出的诸多冲动行为也是为了尽快结束危机。无论是克里斯蒂丢掉工作还是吉米逃避幻觉的经历，自杀、自我伤害、酗酒、逃离等冲动行为都是为了逃避当下的危机。你爱的人意识不到，为了逃避危机而采取的行为本身会带来其他危机，她只知道自己必须尽快做些事情，让痛苦和混乱停止。

对于克里斯蒂来说，在自我伤害之后被送进医院确实能逃避当下的危机，而去监狱或许能够帮助吉尔逃离困境。情绪得到缓解，从危机中解脱出来，还有社会工作者的帮助，这些对于你所爱的人来说都是好事。不幸的是，一旦克里斯蒂出院，她就会发现医院花销和失业给自己带来了更大的财务压力，从而她就陷入了下一个危机当中。如果因财务状况引发了与之前相似的危机，这也属于危机的延续。

运用一个办法解决某个问题的同时却也制造了另外一个问题，为什么你所爱的人无法预见这个办法并不是最佳选择呢？因为你所爱的人存在认知问题，例如思绪被情绪干扰，导致他们无法集中精力，同时还缺乏解决问题的技巧。强烈的情绪助长了危机，常常还会使他们失控。因此，情绪管理与解决问题是走出持续危机的泥潭的好办法，我们将在本章后续内容中详细介绍。

> 走出持续危机的方法可能就是将情绪管理与解决问题的技巧相结合。

冲动行为既是危机的结果，也是危机的原因，此时，我们很难弄清楚什么时候自己适合介入来打断这个循环。我们想象一个场景：某天，妻子工作时收到了一张员工评价表，她对评估结果很失望，之后返回工位写了辞职信。晚上回家，妻子说了白天发生的事情，你很失望，于是俩人吵了一架。妻子摔门而走，之后去了酒吧。醉酒后同另外一个男人睡在了一起。这给你们的婚姻带来了更大的压力，妻子失去工作，也让家里的财务状况更加捉襟见肘。妻子心里充满了羞愧和后悔的感觉，并且开始待在家里通过互联网找工作。不久后，她厌烦了，便不再搜索工作机会，转而浏览起投资网站，以赚取一些投资收益，结果却把积蓄花光了。你很生气，俩人又吵了一架。妻子跑到浴室，服用了过量药物。

你叫了救护车把她送去医院。然而，你不知道她没有购买COBRA①保险，她说："因为在单位时，我简直要疯了，根本没想到保险的事。"这导致三万美元的医疗费用无法报销。妻子出院后，你觉得事情不会好转，生活一片暗淡。

根深蒂固的危机

如果你经历过长期的、慢性的危机，就知道其实在这个过程中自己很难脱身。有些人因为消费习惯深陷财务危机，但习惯似乎又很难改变，因为这意味着放弃一种熟悉的生活方式。有些人几年内都吃着相同的节食餐，即便已经给身体造成了问题，甚至偶尔还出现紧急情况也没有改变过。有些人即使重复遭受着身体和言语虐待，但还是一如既往地保持着令其痛苦的伴侣关系。

女儿结婚了，但她的丈夫总指责她，说她只能一事无成。她没有良好的教育背景，只通过了一般教育发展考试。丈夫要求她只能做兼职，不工作时就待在家里。她很听话，因为财务不独立，她觉得自己离不开丈夫。她想学习一些网上课程，可付不起学费，她变得越来越压抑。作为母亲，你也可以给女儿钱，支持她离开丈夫，去年你给她钱以避免她申请破产时说以后不会再给她钱了。近来，她说自己怀孕了，她觉得孩子能够解决目前所有的问题。但你知道，孩子只会制造出更多的问题，可她偏偏不听。看着女儿，就像看着一辆缓慢运行的火车逐渐解体一般，你能够预见消极的结果。

---

① COBRA 是 Consolidated Omnibus Budget Reconciliation Act 的缩写。统一综合预算协调法案诞生于 1986 年的美国。此法案要求雇主在停职期间仍然向员工提供短期延续的团体健康保险。——译者注

低劣的判断加上匮乏的解决问题的技巧

很多时候，边缘型人格障碍者也不想做出危机行为而引来灾难性的结果。他们行事冲动，解决问题能力有限，由此做出了不少糟糕的决定。问题往往是低劣的判断与匮乏的解决问题的技巧共同发挥作用的结果。

贝拉（Bella）是一位 50 岁的女性，财务问题与人际压力引发了她的自杀行为。她有一份收入不错的工作，但没有健康保险，也没有退休储蓄金，因为消费习惯，可以说她是个"月光族"。她每晚喝一瓶酒，每天抽一两包烟，只要有钱，她就一定会飞到纽约过周末，住不错的酒店。每到发工资前一周，贝拉一定会向朋友借钱。最近，离婚让她得到了两万五千美元，她既没有用这笔钱支付汽车费用，也没付房租，而是准备坐邮轮旅行，顺便做个整形手术。她并不知道支付账单并为应对紧急情况储蓄能让自己过得更好。她针对是否要接受整形手术向身边人征求意见，结果遭到一致的反对，可她选择忽略所有的意见，由此又带来了人际关系上的压力。她一直认为，自己看着年轻才能感觉更好。她没有意识到自己是在逃避婚姻失败引发的情绪。有几个人告诉她，如果她再把钱花在毫无意义的事情上，就不会再借钱给她。贝拉对自己当前的财务现状以及日后可能产生的问题的评估非常不现实，她的计划就是再找一位丈夫，让他给自己提供财务上的帮助。

我的一位患者去杂货店给女儿买食物，结果带了一个在杂货店牛奶部工作的男人回家。这名患者受到了很多刺激：她需要他人救助她的生活，关节病带给她很多痛苦，她在财务上、情感上或身体上都无力抚养自己的孩子。女儿们与父亲生活在一起，她一年可以有 2 周探视女儿的机会，在探视期间，她时刻都因照顾孩子们的压力而喘不过气来。她到了杂货店，看到这个陌生的男人就开始与其交谈。很快，她发现这个男人刚刚离开妻子，现在无家可归。仅仅过了半个小时，她就把这个男人带回只有她和孩子们的家。两周内，我的患者失去了探视权，因为她带回家的男人被证明是个性侵者，并试图骚扰她的女儿们。当警察来家里抓人，并且让社会服务人员带走女儿时，我的患者极度伤心，开车离开了家。她由于过于情绪化，撞上了另一辆汽车，对方司机被撞成了重症监护病人，她开始纠结自己身上发生的问题。她试图自杀后住进了医院。她来找我治疗，我用了很长时间才让她明白，是她自己的很多行为导致了问题接二连三地发生。

当然，她并不想失去自己的孩子，也不想把一个性侵者带回家，更不想情绪失控到自杀。她的行为失控了，见到一个男人时，她表现得很冲动，然后迅速把他带回了家。我知道以后，建议她让这个男人离开（此时，我还不知道这个男人是性侵者）。她离开我的办公室的时候，非常确信自己能够做到，可后来她说："这个男人用他那漂亮的蓝色眼睛看着我，我做不到。"她的直觉告诉她，比起自己，这个男人对她的女儿更感兴趣，但她还是忽略了自己的直觉，而是专注在不想让自己孤单，享受她与这个新结识的男人待在一起的时光。

一系列的冲动决定和忽略事实导致的事件，给我的患者和她的女儿们带来了灾难性的后果。在这些事件发生之前，她已经被各种刺激物压得喘不过气来。身体和情绪，以及生活中的问题（尤其是无法控制的事件）带来的压抑感通常是危机行为的预兆。这种压抑感和情绪失调干扰了边缘型人格障碍者的决断。人一旦处于危机中，往往就会无法正常思考，并且做出更多冲动性行为，期待这么做能够缓解情绪痛苦或压力。我的患者就忽略了她脑海中关于那个男人和女儿的警示，即便她来找过我，我也帮她做了计划，但她也并未照计划实施。边缘型人格障碍者弄不清如何解决问题，也会忽略相应的解决办法。因此，别人会评判说他们只想要危机不断发生或享受身陷在危机中的过程。事实上，他们只是经历过被危机压抑（她不能让那个男人离开，因为他注视她的方式让她无法实施计划），他们不相信自己能够解决问题或把计划付诸实践。

危机持续发生时，你能如何帮忙

当你爱的人身处危机时，如果你试图帮助她，你也许会对她感到失望与恐惧，或许你想帮助你所爱的人做出不同的决定。然而，须臾之间，她做出了完全不同的、更情绪化的冲动决定。你所爱的人在一时冲动之下写辞职信时，你正好打来电话，却无法让她做出任何不同的决定。

当你爱的人开车时，你明明可以看到以其当下的速度和转向无疑会造成撞车，你试图帮助她改变方向，但她听不到你说话，或者也许她听到了，但她觉得自己仍然只能这样做。你也只能眼睁睁看着你所爱之人撞车。你很生气，也很伤心，因为相同的行为总是以不同的方式一遍遍出现。

鼓励你所爱的人获取专业人士的帮助

好消息是这些行为模式都是边缘型人格障碍者能够接受治疗的典型行为，坏消息是他们通常都在危机爆发后而非提前寻求治疗。可能在危机爆发前，你会尽自己所能，要么对他们进行身体干预，要么费尽口舌，却都无济于事。最终危机爆发时，你才有机会建议对方接受有效治疗。我们在第 13 章中将会阐述有效的治疗方法。

利用一切机会帮助你所爱的人管理情绪

马克（Mark）正展示出他糟糕的判断：他辞去了工作，遇到一个女人，他想要与她结婚，而你作为他的孩子（已成年）并不同意。他谈论着准备搬到加勒比海，计划每晚在赌场里谋生。他做出这些决定时，你和身边的人都持否定态度，并希望他能够找出原因，还指责他愚蠢和不负责任。你找到他的未婚妻，和她说自己真的很担心父亲，并威胁说如果父亲一意孤行的话，就不会再与他们见面。马克非常难过，来自人际的压力让他喘不过气来。他谈论着想在美国自杀，同时，卖了房子，终结所有的友谊。后来，他几乎每一刻都在酒吧中度过，每晚喝醉酒开车回家。他似乎正在等待最糟糕的事情的来临。

这听起来真痛苦，好像你并不能阻止马克所坐的情绪快速列车停下来，你和其他亲属能做点什么不一样的事情呢？在他做出一个不理智的决定时，你可以采用我们在第 4 章中提到的五步反应法，首先，管理好自己的情绪，以缓解他的情绪。之后，询问他是否感觉压抑，是什么让他压抑，他正在做的或计划做的事情是如何帮助他应对压抑的，来看看你是否能够引导他想出替代的方法。询问他过去在压抑时，是否有其他满足需求的方式，帮助他完成第 7 章提到的解决问题的几个步骤。如果他想不出替代办法，至少你已经管理好了自己的情绪，这对你而言非常有益。如果马克一直反复考虑他的决定，你可以采取一些额外的措施来应对不可避免的事情，还有他的生活需求和欲望。

学习容忍自己的痛苦

眼睁睁看着自己所爱的人备受折磨着实让人难过，所以很多人总想做点什么以防止灾难的发生。或许你的经济状况也并不乐观，但你还是借给了他一大笔钱，以帮助他走出困境；或许你帮忙支付了买一辆新车的费用，给没有购买保险的人支付了精神治疗费用。你做出这些决定，虽然不是冲动行事，却能使自己陷入无尽的危机中。这不仅对你有失公平，当前的困境也让你无法给予你所爱的人经济支持以外的帮助。一旦你这样做，你和你所爱之人的危机或许就会长久地持续下去，因此我们把学习容忍痛苦放在帮助你所爱之人渡过危机的所有方法的首位。

容忍痛苦包括管理自己的情绪，具体请参考第 4 章。但当下你不仅需要采取方法（如第 4 章提到的在手里握一块冰）缓解情绪，同时也要综合其他的方法让自己感觉好起来，尽可能每天或按照一定的计划平复自己，让内心平静。做一些能让自己保持专注的事情，我们称之为"分散注意力"，具体包括看电影、给朋友打电话或拼图，之后看看自己是否能从中找到一些意义。练习节律呼吸，你解决不了问题，只能在不做更糟糕的事情的情况下渡过难关。换句话说，你需要按照我们要求自己所爱之人的处理压抑的方式来处理自己的压抑。

请结合第 4 章的内容，继续练习接受。记住，接受事实能够不让绝望加深你的痛苦，否则，无论是否真的能够解决问题或是否有益，你都会觉得自己一定要做些事情。

最后，你可以使用我在下文中提出的一些建议帮助你爱的人避免做出陷入危机的冲动行为。由此，在你所爱之人的危机中，你能够展现自己的理智，找到分散注意力的方法，而不会因为痛苦而压抑自己。

> 此时需要做的就是：放下需要解决的问题，分散自己的注意力以渡过自己的情绪难关。

识别你所爱的人的能力

在面对持续的危机的时候，你产生的情绪可能不仅仅是痛苦和担忧，很多人还会害怕你所爱的人身上即将发生的事情，或对让双方深陷其中的杂事满腔怒火。你一直试图引导对方避免做出危机行为，结果对方只会忽略你的建议，这让你感到愤怒。当你所爱的人身处危机或濒临危机时，你的建议可能会被忽略，然而事实上并非如此。马克认为自己的决定很靠谱，因为他结识了一个新的女伴，对方鼓励他按照自己的计划行事，即便全家人都知道这注定会导致灾难。因为害怕被新女朋友抛弃，他最终让自己变得毫无价值，而马克根本看不到自己正在做出糟糕的决定。

像贝拉一样，有些边缘型人格障碍者在做出冲动行为之前会询问他人的建议。假设他们想听听你的想法，如果建议没有被采纳，也请不要做评判。有时候人们向他人询问建议只是想让别人知道自己的感觉很不好；有时候是想确认他们的确"值得"去坐邮轮或者确认他们自己正在做出一个无比正确的决定。当边缘型人格障碍者与你在一起时，这个建议常常听起来很明智。而一旦你们两个分开，压力和情绪以及随后的危机行为就会重新出现。

凯西（Kathy）在网上遇到一个自称是"百万富翁"的男人，他寄来了一些在"外国"拍摄的照片，国家的名字通常印在他穿的 T 恤衫上，但这些照片有可能都拍摄于他的卧室。好几次凯西都预定好了机票，准备去看他，结果最后一刻这个男人取消了见面，他说自己在南非的热带雨林，那里没有信号（事实上，他是在同一个地方给她发的信息）。只有一次，她真的飞到了他的家乡，在酒店住了几天，这个男人却说自己在外面出差。

凯西询问我关于这个男人的意见，我告诉她，如果一个人在网上自称是"百万富翁"，而又无法确认，我会对这个人心存怀疑。我担心她又准备买机票，而那个男人会拒绝与她见面。当她与我在一起时，我要求她考虑事情的各种可能性，她说极有可能这个男人是个骗子。当返回公寓时，她又独自一人，无法忍受孤独。即便这个男人说自己结婚了，凯西也展开了对他的追求，因为她觉得与在网上结识的一个已婚男人联络也要比忍受现实中的孤独要好。边缘型人格障碍者在人际关系中做出的很多不当的选择都是因为无法忍受寂寞。

记住第 8 章提到的几条重要的建议，如下所示。

- **不要假设你所爱的人有能力，认为他本应能够避免陷入危机当中。** 凯西也许有份不错的工作，也能控制好自己的情绪，但是她无法忍受寂寞，尤其是其他压力还会加重她的苦恼。
- **在介入与指导之间寻找平衡。** 经常介入只会让你在持续的危机中进进出出，而对你所爱的人学会如何不冲动地解决问题毫无帮助。关键在于你是否能够认清对方的真实能力。如果她只是控制不住否认自己，或在某个单独的场合你用尽一切办法缓解她的情绪，她还是高度情绪化，在危机发生过后不久你需要向她强调寻求专业帮助的益处（在情绪强烈的时候提出这些建议不会有效）。当然，我们也要继续接受你所爱的人没有能力完成某些事情的事实，比起恼人的危机，愤怒只会让你精疲力竭，更加损害你的身体。

有时候，似乎能帮助你爱的人的友善方式就是介入，你可以看看让他们感到压抑的刺激源是什么，然后试图想办法帮助他们。或许你可以邀请贝拉周末一起去海滩，而无须支付不菲的邮轮费用。边缘型人格障碍者身边的人可以询问是否可以帮忙带她的孩子去电影院，让她从压力中解脱片刻。如果你想帮助你爱的人，你就需要先找到其压力源是什么，再提供帮助。如果你采取措施改变危机行为的后果，可能会意外地强化你所爱之人的危机行为。介入之前，你需要先考虑引起你所爱的人对危机行为感到手足无措的原因是什么（如孤独感、财务压力、身体上的问题等）。

三种鼓励你爱的人变得明智的方法

像凯西一样的人通常深陷危机中却不自知，他们会征询别人的建议，但之后依旧我行我素。这也是他们陷入持续危机的开始。有时，我们介入这个循环的唯一办法就是等到危机发生之后，尽你所能让你所爱的人接受治疗。但这不代表当被询问时，你应该拒绝给出自己的建议，而应该给予更加积极有效的回应。

1. **帮助我们所爱的人达到慧心（wise mind）**。辩证行为疗法中的"慧心"指的是情绪与理性的综合。慧心可以出现在任何时刻，可以是危机开始的时候，也可以是在危机形成的过程中。看上去慧心的目标就是让你爱的人远离情绪化，保持理性。这对一个情绪化的人来说着实困难，让她在做决定时摆脱情绪的困扰非常无效，她也不会考虑采纳后续的任何建议。因此，只有当她开始询问自己的情绪时，符合逻辑的解决办法才可能有效。

   达到慧心有几种方法，其中有一些方法都包含呼吸以及"聆听"内在的理智，而不是"考虑"问题。我们可以试着通过练习来理解其中的区别：吸气，呼气，自然呼吸，不需要深呼吸。吸气时，问自己一个困扰自己的问题；呼气时，聆听答案。不要考虑，只是聆听，有时候你可能什么也听不到。只要持续这么做，你迟早会发现大脑中出现了一个答案，这往往就是解决办法的智慧。问题在于即我们知道明智的答案，但是也不采纳，这也是边缘型人格障碍者经常做的事情。记住，如果你所爱的人不照做，除了试图忍受自己的痛苦之外，你别无他法。但你还可以尝试另外两个方法，如下所示。

2. **做一个利弊权衡表**。在第4章中，你已经看到过这个利弊权衡表的例子，做这个表的关键是要看到问题包含的各个方面。我们在前文中提到的那位女士的例子中，我会让她列出持续接触那个男人的有利与不利之处，以及不与那个男人往来的有利与不利之处。起初，看上去持续接触的有利之处似乎与不往来的不利之处一样多。但完成之后，这张表会变得完全不同。当利弊表完成后，让你所爱的人回顾，寻找"明智"的解决办法。这个表不是以数量取胜，所以不要去数答案的个数，而是找到最有力、最明智的办法。以下就是一张凯西与已婚"百万富翁"的利弊权衡表。

	保持联系	断绝往来
有利	有人说话 不孤单 不无聊 他可能会离开他的妻子	不会毁掉他的婚姻 不愧疚 不会再受伤 感觉自己更好
不利	不会遇到其他男人 他伤了我的心 他结婚了，我有些愧疚 如果伤害他，我会很愧疚	没有人说话 没有新的男人给我打电话 会感觉孤独无聊

虽然列表的内容长度差不多，如果你问哪个选择更明智，这张表足以表明凯西选择与那个男人断绝往来会更明智。

3. **简单询问做什么才是明智之举**。如果你所爱的人正在接受辩证行为治疗，她熟悉这个术语，你就可以问："你的慧心怎么说？"或者简单地询问："怎么做才是明智之举？"让我很诧异的是，即便是身陷强烈情绪中的人通常也清楚明智的决定是什么。同样，对于我们来说，依据明智的决定去付出行动确实很难。

帮助你爱的人找到分散注意力的更好方法

由于无法忍受生命中出现的负面事件，边缘型人格障碍者会发现自己总是身处持续的危机之中。他们情感脆弱，过往的经历告诉他们，自己不仅会遭受痛苦，而且还被告知这些痛苦不可接受，最终使自己充满羞愧感。你所爱的人或许知道某个替代办法其实是明智的选择，然而这个选择有可能会引发一个负面事件，他们往往不能按照计划行事。凯西或许需要面对寂寞，以及被欺骗的羞愧。当陷入困境时，边缘型人格障碍者就想逃避问题以及痛苦的情绪。事实上，我们都有这样的冲动，如果你心爱的狗死了，你可能不想悲伤，毕竟，悲伤的情绪常常让人不堪重负。但是，你还是体验到了悲伤，因为你必须面对这一切。然而，边缘型人格障碍者认为自己会被悲伤压得无法呼吸，并坚信自己无法度过悲伤的时期，所以会尽己所能逃避悲伤。凯西为了避免感到寂寞和愚蠢，或许也会做同样的事情。

我告诉患者，问题在于他们急于逃离生活中的负面事件，他们缓解情绪的方式通常都存在很多问题。解决办法很简单，但对于边缘型人格障碍者来说，需要做大量的练习：就是找到分散自己注意力的健康方式。我们会不假思索地做很多事情，如下所示。

- 读书
- 看电影
- 看电视
- 拜访朋友
- 做慈善
- 解答数独谜题
- 编织衣物

- 给房间刷漆
- 清扫房屋

当你所爱的人急于逃离负面事件以分散自己的注意力时，你就可以建议他试着习惯去做以上这些事情，告诉你所爱的人去做能够使自己全身心投入的事情，在分散注意力的时候逐渐让情绪缓解下来。这确实很有效。对于边缘型人格障碍者来说，分散注意力从长远来看并不能摆脱情绪困扰，一旦他们停下来，痛苦往往就会全部回归。请提醒她这种情况有可能会发生，但分散注意力的目的就是能够获得一时的缓解，就像去酒吧喝醉能够减轻痛苦一样，但两者的区别在于给房间刷漆或做慈善几乎不会带来负面的结果。

长远来看，边缘型人格障碍者需要学习如何积极地解决问题。分散注意力只能暂时缓解情绪，然而，很多时候，通过分散注意力和慧心缓解情绪，能够让边缘型人格障碍者有能力去解决问题，此时你就可以帮助你所爱的人使用第 7 章提到的解决问题的策略。

持续的危机事件并不会永久地持续下去，人们必须找到一些方法来结束危机。边缘型人格障碍者要么进行结束危机的一种行为（如自杀），要么把情绪全部关闭，我们称之为"抑制悲伤"（inhibited grieving），这也是下一章的主题。

第 10 章

没事，我很好

莎拉（Sarah）对事情的反应令你很困惑，有时她看起来并没有很悲伤，可有时她会因为生活不能如她所愿而极度绝望。当你觉得她应该有负面情绪时，你明显看到她关闭了所有的情绪。她看上去在经历极大的危机后崩溃和毫无情绪之间摇摆着。

在我们的印象中，边缘型人格障碍者感知令人压抑的情绪的方式就是喋喋不休地诉说。可一旦一个人在数年间压抑自己的情绪以后，就会做出一种完全不同的行为。通常，边缘型人格障碍者在生活中会遭受很多巨大的损失，有时是失去至亲，更多的情况是失去自我控制的意识。生活中的混乱导致即便没有任何征兆，边缘型人格障碍者也会认为他们命中注定会失去一些东西。由此，像莎拉一样的人在感到被批评、被反驳、被轻视时，或许会觉得自己正在经历丧失。无论丧失是真实存在的还是空想虚幻的，他们都会很自然地做出消极的反应。随着在生活中失去的越来越多，他们感到自己的生活充满了悲伤，由此会带来两种不同的效果，如下所示。

1. **边缘型人格障碍者对丧失变得敏感。** 重复经历某种特殊的负面情绪会让人对突发事件敏感。如果每次见到一只大黑狗，你都被咬，时间一长，你就会发现自己只要看到这样的狗就会立即充满强烈的恐惧感。认为自己一直在经历丧失的边缘型人格障碍者也会经历同样的事情。敏感导致你所爱的人对真实或虚幻的丧失反应强烈。如果失去自己心爱的宠物，很多人都能够从难过中缓解过来，然而她却不能；或者在某种特殊情况下，她认为你应该"支持"她，但她觉得实际上你并没有，之后她的反应就会像经历了严重的丧失一般。

2. **边缘型人格障碍者停止处理因丧失引发的情绪**。随着不断地丧失，你所爱的人被悲伤压抑，她就开始停止处理任何因丧失引发的情绪。不管是心爱的宠物死去还是婚姻宣告结束，她对这些丧失将没有任何情绪反应。研究者发现，边缘型人格障碍者就像创伤后应激障碍者一样，时常在生命的早期经历过巨大的丧失。但由于内在的情绪敏感，长大后发展成边缘型人格障碍的年轻人并没有从这些丧失中恢复。随着成长与经历的累积，以及他们不断做出糟糕的决定，他们往往会丧失更多并由此产生更多悲伤情绪。由于面临长期令人压抑的悲伤，他们会停止处理因丧失引发的情绪，继而避免经历这样的情绪。

压抑的悲伤加上被逃避的情绪

边缘型人格障碍者体验过压抑的悲伤，之后就会防止自己产生情绪。我们（包括边缘型人格障碍者）都理解缓解情绪的唯一办法就是体验情绪。但由于边缘型人格障碍者的情绪敏感以及他们在现实生活中总是充满悲伤，他们常常害怕情绪，因此，会选择逃避情绪。当在生活中不可避免地丧失一些东西时，边缘型人格障碍者无法忍受丧失的悲伤，他们的反应就是回避伤心的情绪。有时，面对丧失，你爱的人会表现得毫无情绪。但在更多情况下，你爱的人会时而极度情绪爆发（如大哭等），时而极端地回避（如毫无情绪）。

> 当你觉得边缘型人格障碍者可能感到悲伤时，他们常常在极度表达伤心和毫无情绪之间徘徊。

或许你会看到你所爱的人通过诸如喝酒、割伤自己、逃离等冲动行为来试图逃避情绪的困扰，这就是第 9 章提到的持续危机模式，或者他也许会通过关闭所有情绪来逃离现实。极端情绪爆发与情绪关闭的循环发生是因为压抑的情绪再次出现时会不可避免地"爆发"。边缘型人格障碍者将尚未体验到的丧失的情绪重复累积，随着时间的流逝，这些情绪变得很难避免，甚至还会加剧其他的情绪体验，由此产生了情绪的恶性循环。

认定负面情绪永无止境

你所爱的人或许会与痛苦的情绪对抗，因为她会认为情绪永无休止。继父去世时，我很难过。然而，20 岁那年，父亲的去世让我已经体验过一次丧失。我悲伤极了，我持续哀悼了父亲很长时间。过一段时间后我的情绪逐渐平复，我知道自己不会再被伤心淹没。继父去世的时候，我已经从经验中得知自己可以悲伤，而且伤心不会无休无止，所以我愿意体验悲伤。然而，边缘型人格障碍者却没有这样的经历。他们体验的是被困在情绪的浪潮中几乎被湮没，对于他们来说，悲伤看上去永无止境、代价惨重。事实上，边缘型人格障碍者也常常经历着无止境的悲伤。

很多边缘型人格障碍者告诉我，他们觉得自己就是内心充满情绪的一具空壳，就像一团装满情绪的毛线球一样。他们担心一旦扯开负面情绪的线头，就无法阻止情绪，将使这团毛线球完全散开。我的患者们说他们一旦开始哭泣就无法停止，甚至不需要开始亲身体验负面情绪，他们就担心自己会被湮没。

边缘型人格障碍者在生命的早期就知道自己的情绪很容易失控。关于情绪失调的科学研究表明，他们对悲伤和难过尤其难以控制。所以，我们在运用辩证行为疗法教授边缘型人格障碍者管理情绪的技巧时，会告诉边缘型人格障碍者失调会导致他们害怕情绪，尤其是害怕悲伤。对于有些边缘型人格障碍者来说，任何负面情绪都会让他们关闭所有情绪；而对另外一些边缘型人格障碍者而言，则主要是悲伤。在辩证行为疗法中，我们把这种关闭称为"抑制悲伤"。

你如何识别抑制悲伤

如果你爱的人逃避情绪，可以有几种方法来识别他们抑制悲伤的行为。我们在前文中提到过，冲动行为常常是判断一个人试图关闭情绪的标志；另外一个方法就是通过观察对方是否缺乏在产生某种情绪时应有的面部表情或身体语言来进行判别。

缺乏面部表情和情绪化的身体语言

一个抑制悲伤的人的面部表情通常比较平淡，有时甚至根本不会显现任何情绪。例如，当前的情况可能会让莎拉感到绝望，然而你在莎拉的脸上不会看到任何你期待中应有的情绪迹象。

所有的情绪都与生理表现始终相关联，那些表现都是普遍通用的。如果你把一只小猫带到乌克兰的幼儿园，孩子们脸上浮现的表情与斐济的幼儿园孩子看到小猫时的表情没什么区别，孩子们会微笑，上蹿下跳，眼睛睁大，他们会跑向你，脸上所浮现的开心的表情非常明显。之后你可以定义这种表情，孩子们坐下后，你可以告诉他们这就叫作"开心"。如果你把小猫带走，乌克兰与斐济幼儿园里的孩子们又会做出相同的表情：他们可能会皱眉哭泣，会说自己难过（也许他们会说："哦，请不要带走它"）。孩子们会面露悲伤，眼帘低垂，撇起嘴角。人们表达悲伤的方式通常是哭泣，当生理反应减缓时，孩子们或许也会放慢他们的动作，如开始拖拖拉拉而不是活蹦乱跳，关键在于一个人难过时，我们通常会知道他在难过。

当你所爱的人抑制悲伤时，她可能看上去毫无情绪或者展现出与自己的真实体验不一样的情绪，她不会与你交流自己感受到的某种情绪。如果你询问一个抑制悲伤的人感觉如何，她会说："我觉得没什么感觉。"她看起来既不难过，也不会承认自己难过。抑制悲伤与表象能力还存在一些差别，运用表象能力的边缘型人格障碍者一般会说："我觉得难过。"但无论看起来还是听上去他们都不像难过的样子。治疗抑制悲伤需要你所爱的人体验悲伤，治疗表象能力需要你所爱的人精准地表达悲伤。

> 抑制悲伤与表象能力之间的一个不同点在于前者是根本不表达或承认悲伤；而后者则是嘴上说自己悲伤，但却没有任何非语言的悲伤表现。

人们如何试图抑制悲伤

关闭悲伤体验的边缘型人格障碍者或许会试图从两个方面来逃避情绪：逃避内在的情绪体验以及逃避外部的情绪暗示。

避免内在的情绪体验

当你所爱的人抑制悲伤时，她或许根本不会表露情绪，或者她会表露出与真实体验所引发的情绪毫不相关的情绪。例如，你知道某件事情会让她伤感，结果却看到她在微笑，随后我们会深入讨论这种反应，它与第8章提到的矛盾或温和的情绪表达并不一样。当边缘型人格障碍者出现表象能力时，她或许正在体验情绪，但却不表露出来或没有准确地表露出来，我们称之为"隐藏情绪"。在抑制悲伤时，你所爱的人根本就没有体验情绪。有时候或许她意识到了自己关闭了悲伤难过的通道，有时候或许她确实不假思索以至于她根本就没有意识到自己正在躲避体验当下的情绪。

边缘型人格障碍者逃避内在的情绪体验时通常都不是刻意为之的，而是随着时间的流逝逐渐习得的。对于不少人来说，关闭悲伤通道几乎就是一种条件反射。如果你曾经与你所爱的人谈话时，突然她面无表情，没有任何情绪显现，她或许就是在无意识地抑制情绪。

有时，边缘型人格障碍者也会特意逃避内在的情绪体验。如果她心爱的宠物死了，当悲伤涌上心头时，她会立即逃避。我的患者曾说："我不会悲伤，一旦感到悲伤来袭，我就会把情绪通道关闭。"当人们外出喝醉时，就可以不必回家忍受寂寞，这就属于有意地逃避或抑制情绪。

然而，有时候，边缘型人格障碍者没有表露出面对某种情境时可能会产生的情绪，这就是第8章讨论的"隐藏情绪"。也许她表露的情绪与自己体验到的并不相同，或者她根本没有任何情绪显露（就像电视节目里的法官）。你如何区分"隐藏情绪"与"逃避情绪"？想象一下在父母的葬礼上表现不同的两个孩子之间的区别：一位正在负责筹备葬礼，没有表露出伤心与失去至亲的悲恸；另一位在葬礼上几乎昏厥或者根本没有出现，而是逃到最近的酒吧买醉以逃避痛苦的情绪。

解离症

有时，我们所爱的人会说自己很好，一切正常。例如，在葬礼上，即便别人都沉浸在悲伤当中，边缘型人格障碍者还是会抑制悲伤，看起来一切如常。这或许是因为边缘型人格障碍者在抑制悲伤时处于解离的状态。解离主要是指通过分离意识与情绪来关闭情绪通道。我们都会解离，白日做梦就是一种低级的解离，同样，第 1 章提到过，当我们沿着熟悉的路径机械化地驾驶的时候，却不记得从家到杂货店的路也是一种解离。我们的意识能够暂时将身体与情绪分离，在严重的解离状态下，一个人能够持续地正常运作或呆坐几个小时。当人们处于解离状态时，他们所做的事情就是逃避体验当下。当出现创伤的暗示时，受到过创伤的人有时候就会进入解离状态。

人们进入解离状态有许多原因，但你要记住很重要的一点就是当人们的情绪表现"平平"时，他们并没有体验情绪。当然，我们在前文中提到过，这些情绪通常是累积而来的，若人们在一段较长时间内都没有体验过这些情绪，日后就会促成极端的危机，最终使其爆发。边缘型人格障碍者常常做出冲动、高风险的行为以帮助他们逃避情绪。当他们在做促成危机的行为与帮助自己逃避情绪的冲动行为之间摇摆时，与此相关的情绪与问题也在逐渐升级。

转换到另一种情绪

有时，人们会通过体验另一种情绪来逃避当下的一种情绪。如果你曾经确实很难过，之后又变得愤怒，你有没有注意到愤怒要比悲伤更容易管理？你由此知道愤怒能够帮助你逃避悲伤的情绪。现在想象一下身患边缘型人格障碍的亲人极度愤怒的情况：这种愤怒可能与一些事件相关，而有时如果他们无端受到指责，他们也会愤怒。在很多情况下，愤怒可以关闭其他不舒服的情绪。或者，你所爱的人在工作中遇到问题，丢了工作。因为被辞退产生难过的心情非常容易理解。回家后，她开始倾诉，她说对同事与主管非常生气。她的愤怒已经超越了丢失工作这件事，而且能够让她不会因为失去工作而感到难过。

如果你认为你爱的人确实很难过，但却通过愤怒或其他情绪来逃避，那你就需要验证她的难过。不要说其实她很伤心却表现得很生气，因为这样一来你就是在否定她，甚至有可能导致她的情绪爆发。此时，你可以说："如果这件事发生在我身上，我会感到很难过。"之后再观察她的反应。有时，使行为正常化也会激发对方的情绪，她或许会否定你并对你说："好吧，那是你，我才不难过呢。"此时不要争辩，如果她对你的话保持开放的态度，就谈谈难过有多么令人恐惧和压抑。然后，告诉她，你不会让她被自己的难过湮没。

逃避外部的悲伤暗示

当你所爱的人试图抑制悲伤时，她可能也在逃避有可能带来悲伤的外部暗示，暗示有可能是引发悲伤的事件。通过逃避引发悲伤的情境，你所爱之人可能在试图控制环境以避免陷入体验任何负面情绪的危险。我的一位患者曾经渴望能够与久未谋面的父亲取得联系，为此她遇到了很多困难。然而，当父亲邀请她与之见面时，她总是拒绝。生活中的其他人指责我的患者，说她就是"想把生活弄得更糟"，但现实恰恰与此相反，她很担心无法维系好一段关系，她害怕可能会永远失去自己的父亲，因而拒绝去拜访父亲。

或许你会发现，你所爱之人会逃避与自己过往的悲伤和丧失相关联的某些地点、人和事。我的一位患者从来不去犹太教堂，因为他的祖父曾经是一位拉比（Rabbi），后来祖父去世了。她不想在犹太教堂里看到拉比时引发自己的悲伤，所以就放弃参加礼拜，结果我的患者变得越来越封闭自己，并且感到悲伤、内疚和羞愧（因为逃避宗教仪式）。她也需要逃避这些情绪，所以每周五晚上，当全家参加（犹太教）安息日晚宴时，她就开始喝酒，一直喝到宗教周结束的周六晚上。当患者的家人试图与她谈论发生了什么事情时，她总会显露出空洞的表情，沉默寡言。母亲认为女儿脾气差，不合群，而事实上，她是在逃避自己感受到的情绪。她正处于一个循环中，为了不体验悲伤而避免受环境暗示，之后就会引发更多需要逃避的负面情绪，由此引发了家庭成员之间的问题，又带来了更多需要逃避的负面情绪。循环就这样一直持续，当然，这个循环也不会永无止境。在家人看望她时，她把自己锁在浴室，服用了过量药物，之后被送进了当地的重症监护中心。

面对抑制悲伤时该怎么办

作为家庭成员，或许你无法"治疗"你所爱的人抑制悲伤行为。如果你所爱的人关闭了情绪通道，验证是你最好的策略。

验证你所爱的人可能体验到的情绪——承认体验这样的感受何其艰难

在验证她体验到的情绪时，你需要承认体验这些情绪非常痛苦。在辩证行为疗法中，我们认为治疗师极端的情绪反应会将边缘型人格障碍者从一个极端推向另一个极端。这同样适用于边缘型人格障碍者的亲属。如果你所爱的人正经历离婚，但并没有呈现出应有的悲伤，只是每晚喝酒，此时，你需要调整自己的情绪反应。如果你对她的遭遇感到异常难过，向她表达了自己的感受，她可能会做一些真正冲动的行为来避免体验情绪，让危机持续存在。另外，如果你对她的境况没有表达"真正"

的悲伤，又否认了她的体验，让她觉得是自己反应过度，之后她就会开始冲动行事和自我否认。

创造希望

第二件事情就是给你所爱的人创造希望，让她知道她可以承受目前的悲伤，无论失去了什么，都可以安然渡过眼前的危机。如果你所爱的人愿意，你可以为她提供几个开始新生活的方法，同时认可她所失去的给她带来的痛苦。你可以说："我知道，你觉得婚姻结束就意味着一切都和从前不同了。但其实并不是这样。你会有完全不同的生活，我能帮你想想从现在开始做些什么事情可以开启新生活，当然我们也要致敬过往的岁月。"谨记第 4 章提到的五步回应法。如果对方在你面前流露出了悲伤的情绪，你需要帮助她体验而不是逃避这种情绪；如果是因为失去某个人而难过，你就需要在她体验负面情绪时听她诉说自己的回忆；如果她开始关闭情绪通道，就问问她在自己的体内感受到了什么。**情绪是身体的感受，如果你想体验某种情绪，问问自己身体里有何感受，随后注意这些感受。**

> 如果一个人认为自己的悲伤永不停息，你可以作为对方的希望守护者。

你所爱的人没有表达情绪时，请接受自己当下的解脱感

有时，你所爱的人会一直处于长久的危机中，当她关闭所有的情绪通道时，你很容易就会感到如释重负，此时请承认自己当下有种解脱感。然而，重要的是要理解抑制情绪并不是一个有效的处理方法，它是你爱的人产生痛苦的起点。

寻求暴露疗法

克服抑制悲伤的唯一办法就是真正地体验情绪。但你可能知道，边缘型人格障碍者会逃避引发情绪的事件以及情绪本身。行为治疗提供了一个技巧叫作"暴露"，这能帮助边缘型人格障碍者体验而不是逃避诸如悲伤、难过的情绪。暴露疗法是一种极其复杂、运用难度系数高的疗法，我们就不深入介绍了。如果你爱的人在生活中有过创伤，让他接受专门使用暴露疗法进行治疗的治疗师的治疗会非常有益。

然而，我们需要理解的是，让某个人"体验情绪"与"释放情绪"并不同。我常常听电视上的心理专家告诉人们需要"释放情绪"，好像情绪是困在一个人身体某处的"囚徒"一样，我们需要给它自由。作为一名行为学家，我不这样认为，并没有证据表明重复讲述一个人过往的悲伤经历能让这个人感觉好起来。事实上，这样做会让边缘型人格障碍者感觉更糟糕，甚至可能导致其自杀。我们的最终目标是帮助你所爱之人切实地体验其在生活中产生的情绪，不让情绪累积进而给其造成长期的痛苦。我们需要提供验证、表达希望、原谅自己在对方处于强烈情绪间歇时产生的如释重负感，之后再考虑能否让你所爱的人接受专业帮助。在第三部分你将会找到帮助自己处理情绪，以及能带来不同效果的专业帮助的内容。

第三部分

处理危机，获取帮助

第 11 章

处理自己的复杂情绪

在任何一段关系中，我们都会体验很多种复杂的情绪。边缘型人格障碍者的亲属们常常说他们在与患病的父母、孩子、兄弟姐妹或配偶相处时，总会体验强烈的情绪。人们在与他人相处过程中产生的情绪取决于双方的互动和情感的激发。如果同事对你失望，说了几句刻薄的话，你或许会有情绪反应，这种体验让你下次再与同事互动时会有不同的表现，或许你会变得比平时更警惕，于是准备用愤怒与防御予以回应；或许再见到其他人时你也会情绪极度敏感，即使此人与之前促使你产生负面情绪的事件没有任何关系。通常这些表现会持续发挥影响，直到工作日结束，新的一天来临的时候为止。没人能在孤岛中生活。

你可以想象你所爱的人情绪化很严重的一次经历，当她的情绪被激发的时候，你的情绪是否也变得异常强烈？如果她生气了，你是否也会生气？你的情绪是否又让她情绪升级，而她的情绪反过来又影响了你？之后呢？你是对自己还是对她感到生气？你是否会为自己的行为感到内疚？如果你是父母，你是否会觉得自己过去做过的事情造成了孩子当前的问题？或许你会担心自己所说的话、所做的事会造成你所爱的人做出毁灭性的行为或尝试自杀。你可能对你所爱的人的生活充满绝望与伤心，而自己的生活也没能如你所愿。

当与一个真正痛苦的人交往时，产生一系列情绪很正常。如果你所爱的人身患绝症，或许你能够接受这些情绪，但在与有精神问题和行为障碍的人打交道时，我们的文化促使我们很难正常看待他们的情绪。愤怒和悲伤是与边缘型人格障碍者互动时需要考虑的因素。如果你不管理愤怒，就会对你们当前和以后造成破坏性的影响。我们在第 4 章中讨论过如何使用同情心、接纳及反向行为技巧来处理这些正常的反应。如果你长期照顾边缘型人格障碍者，也会产生和累积一些其他的情绪，尤其是当你需要不断地处理危机的时候，你会由于不知道危机什么时候能够终结而感到绝望。这些情绪就是本章主要讨论的内容，包括内疚、恐惧及绝望。

未经检验的内疚陷阱

按照定义，内疚是指一个人的行为违反自己的道德准则和价值观时所体验到的情绪。内疚让你想对自己造成的伤害予以弥补，修复就是内疚促成的行为。如果一个孩子让妈妈伤心了，他会画幅画给妈妈或送她一束花，让情况有所好转；如果你在百货商店踩了别人的脚，有一个瞬间，你会感到内疚，想要弥补一下，或者对被踩的人说声"对不起"。内疚能够阻止我们做出伤害别人的事情，当与行为和环境相称时，内疚是一种非常重要而有效的情绪。

边缘型人格障碍者通常有着不可控的内疚感。我从接触边缘型人格障碍者的经历中得知，他们要么对一切都感到内疚，吸收世界上所有的负能量，并认为所有的错都是自己造成的；要么很少感到内疚，根本不理解自己给别人造成的痛苦。治疗的一部分内容就是让边缘型人格障碍者理解自己的内疚，从而减少他们的自我责备和自我否认。如果你所爱的人正在接受治疗，很有可能她就在努力学习处理内疚和羞愧这两种情绪。

内疚感在边缘型人格障碍者和患有其他失调病症者中都很普遍，且具有伤害性，主要是因为这种内疚感没有经过核实。当感到内疚时，你可能会不加思考就试图做出补偿，就像你踩了别人的脚之后立刻想弥补一样。或许，内疚让你即刻感到羞愧时，你会试图抑制内疚感，而不采取任何补救措施。在与边缘型人格障碍者相处时，这两种反应方式都存在问题。

内疚感主要分为两类：合理的内疚感与不合理的内疚感。如果没有对内疚感予以核实，你就不知道自己感受到的是哪一种，这一点很重要，因为这决定了你的反应方式。如果内疚感不合理，而你以对待合理的内疚感的方式来采取行动，你或许会试图做一些补偿，这对你来说并没有任何帮助。如果内疚感是合理的，但你并没有试图修复，你或许会失去一次与你所爱之人以一种积极的方式改变互动的机会。

看上去区分内疚感是否合理并不容易，如果你能区分合理与不合理的内疚感，就很容易核实你的内疚感源自哪里。合理的内疚感会在个体的行为与价值观及道德观相悖时出现。如果没有按照约定和朋友共进午餐，你的价值观中就有一项是没有信守诺言，你或许会感受到合理的内疚。而如何识别不合理的内疚感呢？这是一种尚未被发现的内疚感，就是你没做任何违背自己价值观和道德观的事而出现的内疚感。

不必要的时候进行补偿

我看到过很多边缘型人格障碍者的亲属因为不合理的内疚感（包括对自己、对边缘型人格障碍者以及他们之间的关系造成的伤害而产生的内疚感）而采取行动。你是否尝试过做一些更好的事情来弥补对你所爱之人产生的内疚感？也许你做了一些符合自己价值观的有效的事情，但还是感到内疚。例如，你女儿在某个周三夜里 11 点打电话给你，因为她喝醉了。她想和你聊聊自己的童年，但是她思维混乱，并且由于喝醉酒而情绪激动。你告知她自己的底线后挂断了电话，之后你就开始感到内疚，觉得自己不该这么做。你一直想着她多么孤独，她会感到多么难受，你"应该"让她聊聊小时候的事。这种内疚感可能会使你产生两种反应，如下所示。

1. 第二天，你或许会回电话给她，即便她已经不记得前一天晚上的对话（当然，回电话会强化她"喝醉再打电话"的行为）。
2. 下次当她需要某件你不能提供的东西时，你也会给她，即使你知道这样做并不明智或无法帮到她，这时你只是由于不合理的内疚感而采取了行动。

我曾经接待过一位女性患者，在和丈夫吵架之后，她为了避免再起争执就跑去浴室冲澡。我会把这个反应称为"功能化行为"（functional behavior），因为它是一种个体在应对使其面对沮丧环境时采取的积极而有帮助的方式。随后，她打开浴室的柜子想拿沐浴液时看到了布洛芬（ibuprofen），于是她服用了过量的布洛芬，然后被送进了精神病医院。在住院期间，她和丈夫接受了几次治疗，她向丈夫保证，即使以后他们吵架，她也不会再服用过量的药物了。

当她出院回家后，家里有数捧的玫瑰花迎接她，丈夫还做好了晚餐并在前几天打扫了房间。当然，不久后，一切又恢复原状。丈夫不再打扫房间，也不再下厨，花也枯萎了。接下来他们又闹矛盾了，她又跑到浴室里服用了过量药物。丈夫又买了鲜花，也改变了自己的行为。当我询问她的丈夫为什么要这样做时，他说妻子住院让他觉得很内疚。他觉得都是自己的错，并想让情况有所好转。我问他是否会对双方之间的矛盾感到愧疚，他说他知道矛盾是任何关系中必不可少的一部分，他没有对妻子吼叫，没有诅咒，也没有威胁（妻子也证实了他的说法）。他对争吵没有感到愧疚，而是对妻子住院感到愧疚。

我让他明白自己的内疚感其实是不合理的，由此引发的诸如买花、下厨、打扫房间等行为事实上强化了妻子的负面行为，提升了她自杀和住院的概率。我们达成了协议，如果他在争吵中说了让自己感到内疚的话，可以通过道歉来弥补，即使妻子再过量服药，出院后，他也不再买花或改变自己的行为。做到这些对于丈夫来说非常困难，当妻子住院时，他确实感觉很不好，我们不得不找到另外一位治疗师来指导他不去买花，同时容忍自己没有在短时间内让情况好转的内疚感。我们做了很多工作，帮助他看到了只有自己改变行为才能使情况有所好转。我们帮助他体验由此引发的其他情绪，如难过、恐惧、挫败、犹豫等，让他注意到自己的内疚感，提醒说他的行为并不是妻子试图自杀的原因。妻子住院时，他不得不容忍自己不做出任何补偿行为，但随着时间的流逝，他的妻子却不再因过量服药而住院了。

关于强化刺激，我们在前文中做过解释，需要记住的重要的一点就是，丈夫的行为强化了患者自杀的行为，这并不意味着她故意自杀以此获得丈夫的玫瑰花和行为的改变。通常，强化刺激会在无意中产生影响。如果我的患者和她的丈夫没有弄清楚强化刺激是什么，他们中的任何一个人都会在无意中做强化的行为，这就是强化刺激的运作方式，只是有时我们知道（如我们通过工作得到报酬），而有时我们并不知道。

你的内疚感合理吗

我们在前文中提到的男人因为妻子的自杀而产生了不合理的内疚感。对于他来说，认为自己没有做出违背价值观的事情还不算难。为了检验自己的内疚感，你可以简单思考一下，自己的行为是否有悖于自己的价值观。如果你觉得很难说出自己的价值观和道德观，可以做一些研究。大多数价值体系都有相通性，其中就包括注意行为的负面结果，这能防止我们伤害他人。

然而，多数人都不需要对道德准则和价值观进行强化学习来找到自己的行为准则。在辩证行为疗法中，我们会介绍一个叫"慧心"的概念，它是我们可以出于本能使用的智慧。在第 9 章中，我们提到了一些你可以鼓励你所爱之人询问他们慧心的办法，以此避免他们的行为引发危机。想要达到慧心，需要吸气，并问自己："我做了有悖于自己的价值观的事情吗？"然后聆听，就这样反复，直到有答案呈现为止。即便是接受过辩证行为疗法训练的治疗师也惊讶地发现边缘型人格障碍者能够准确轻易地回答自己的慧心认定的价值观是什么。你也可以做到。

如何应对不合理的内疚感

如果你注意到了自己的内疚感，而且也确信它是不合理的，但仍旧无法消除内疚感，那么此时你可以怎么做？让内疚感消退的方法就是反复参与引发内疚感的行为。针对之前例子中的丈夫，就是不要一次次做出修复行为。如果你没有反复置身于引发内疚感的情境中，内疚感就会逐渐消失。那个丈夫反复做出不合理的弥补后才知道他能够容忍妻子的自杀行为，而不是试图用鲜花、晚餐和大扫除来进行"修复"。当然，这并不容易，因为当他停止以修复的行为做出回应时，他的内疚感会在一瞬间急剧增强。之前我们谈论过心理学家称之为"消弱突现"的内容，你改变一种行为意味着反转或削弱某种你不想体验的情绪，情绪在削弱之前会先增强。原本大脑中改变行为的呼声很小，但大脑会自行逐渐使音量增大，你只有持续忽略做出修复行为，内疚的情绪才会开始消退。

否则，内疚感就不会消失，你与你所爱的人之间也不会建立起有效联结。相反，如果你遵循更大声的信号，在感到极度内疚时做出修复行为（如买花），就会强化自己的内疚感，且使它更加难以减弱。如果一件事情让人感到内疚、不舒服，他就很难坚持做这件事，但请记住，情绪增强只是情绪波浪的一部分，内疚感会增强，但也会减弱。

当使用这个概念培训惩教人员时，我询问了一位中尉关于监狱里的礼仪与一致性相关的问题。他曾经是一名军士长，他表示非常想在正值赛季的周六观看大学足球比赛，但这么做他就会觉得内疚。我们一起讨论他的内疚感是否合理，他自己说不合理。他一整周都努力工作，在看比赛之前也会完成家务劳动，他本应该没有任何理由感到内疚。我告诉他赶走内疚感的办法就是每周六都看球赛。我说，刚开始这么做时，心里可能会生起内疚感，想要停下来，但他必须坚持看下去。在赛季结束后，他的内疚感消失了。几年后我又遇到了他，他说自己已经可以毫无内疚感地看球赛了。

当然，处理你所爱之人的内疚感要比观看足球比赛困难得多，一部分原因在于恐惧的介入。想想上一次你为你所爱的人做的某件事情，你知道自己做这件事无论长期还是短期都不会有帮助。内疚感是你付诸行动的部分原因吗？如果你试图停止这个行为，接下来会发生什么？你是否担心你所爱之人可能会自杀或被送进医院？你可能会被困进一个充满恐惧和内疚感的循环中，让你精疲力竭，最终让你所爱的人每况愈下。这两种情绪可能会紧紧地交织在一起，在本章我们将详细谈论恐惧。

父母的情感脆弱

如果孩子长大后发展为边缘型人格障碍者，他们的父母或其他照料者便常常认为是自己造成了孩子的失调。在此，我想告诉你，我不认为你应该为自己所爱的人的病症负责任。我认为，边缘型人格障碍是很多方面的因素综合作用的结果，包括生理、个体适应性以及其他诸多因素共同促成了这种失调的形成。你不能说孩子的挣扎都是自己的错，归咎责任对谁都没有好处。如果这还不能说服你，请回顾第 2 章的内容，复习一下边缘型人格障碍是如何形成的，这个过程确实很复杂。许多边缘型人格障碍者都在和睦、温馨的家庭长大，家人都一心只为孩子好。但我们还是禁不住认为只要孩子出现了问题，就肯定是家人造成的。基于科学家对神经生物学以及边缘型人格障碍者大脑发展的更多研究，我们认为生理构造非常重要，生理与环境之间的契合是关键所在。我们都会无意识地否定他人，我们不清楚如果你以完全不同的方式做事，你所爱的人是否还会发展成边缘型人格障碍者。我们总是很努力地让边缘型人格障碍者接受一个事实：他们的父母 / 照料者已经尽自己所能将他们养大成人。

如果你曾经对子女（孙子女）做过错事，就会觉得无论多么慷慨地弥补都可以，都不会对任何人造成伤害。或许你认为，只要能力允许，只要能帮到孩子们，就可以做任何让自己感觉更好的事情。但是不必要补偿行为的一大问题就在于最终它会让你与亲属的关系更不尽如人意，甚至有可能阻止孩子克服某些边缘型人格障碍的影响。

有时，家庭成员们终其一生都在弥补曾经给孩子们造成的伤害。我们都伤害过别人，当然，多数情况下我们并非刻意为之。内疚感而非智慧，在无意中支配着我们的行为，由此会引发很多问题。我看到过父母给孩子金钱、汽车和房子，还帮他们垫付各种各样的医疗开销，因为在孩子小的时候，他们做了不少糟糕的事情，现在出于内疚，试图"弥补"青少年或已经成年的孩子。有时，给予孩子适当的帮助的确有效，但提供过度帮助会削弱我们所爱的人的能力，强化他们的无力感。深陷内疚的亲属通常都会代替边缘型人格障碍者做事，由此不可避免地强化对方自杀和其他问题行为。

丽兹（Liz）从小生活在一个富裕家庭，小时候，弟弟患了脑癌。当然，家里绝大多数的经济支持和情感支持都倾注到了这个儿子身上。在父母带着弟弟奔走于美国东北部的各家医院时，丽兹童年的大部分时光都在孤独中度过。如今，作为一个成年人，她几乎没有情绪管理与人际互动技能，而且有习惯性的自杀倾向。她在私立精神病院度过了二十多年的时光。现在，丽兹要出院了，父母给她准备了漂亮的公寓，他们要求女儿有一份工作，并持续接受治疗。最终，因为丽兹的情绪极度敏感，她将失去工作或放弃治疗。她的父母需要继续支付她的漂亮住所的费用。继而丽兹会变得更加抑郁，最终，会再次尝试自杀并因此住院。

很多治疗师告诉丽兹的父母，他们应该停止为女儿支付自己能力范围之外的额外费用，但他们做不到，因为他们为丽兹成长的过程中没能陪伴在她身边而感到很内疚。他们试图减轻自己的内疚感，让丽兹生活得更好，结果哪一个都没能实现。相反，他们无意中让丽兹变得更糟，自身的内疚感也与日俱增。他们知道这么做是无法真正帮助女儿的，但内疚感干扰了他们做出有效的行为。最终，我们开了一次家庭会议。其间，父母把自己对丽兹童年以及成年后做出的行为有何感受告诉了她，他们并没有说自己不应该照顾儿子（这听起来也并不合理），但是他们为当时的环境以及没能想办法将丽兹带在身边而深感抱歉。之后，他们说因为当下自己的行为加重了丽兹自杀的倾向，所以他们对此感到很内疚。

> 不合理的内疚感包含你试图有效地帮助你所爱的人改变。

丽兹与父母一起制订了一个可控的额外支出计划：每月父母给予她一笔能够支付相对便宜一些的公寓以及购买生活必需品的费用，丽兹需要去工作以便让自己的生活更舒适一些；同时，他们也不会支付任何私立医院的费用，但可以请一位好的治疗师。如果女儿再次住院，她需要自己去公立医院，或者如果她工作后上了保险，她可以通过保险支付医院的定额摊付费用。之后，丽兹确实有段时间陷入了工作和财务状况的困境中，但她的父母说到做到，当他们的内疚感可控时，对女儿进行补偿的额外支出也变得可控了。

你们可能已经注意到了，在这个故事里，我们都认为丽兹父母的内疚感是合理的，他们虽然并非故意不陪在女儿身边给女儿造成伤害，但伤害确实存在。问题不在于丽兹的父母开始基于不合理的内疚感而做出修复行为，而是当丽兹不能坚持己见时，父母强加于女儿的做法让他们觉得内疚很合理。

如果你的内疚感合理呢

就像丽兹的父母一样，你认为大多数内疚感都合理是因为你给对方造成了无意的伤害，时刻提醒自己这点足以让你的内疚感促使自己做出适当的修复行为，而不是过度帮助。如果你认为自己的行为违背了自己的价值观，在某些方面给你所爱的人带来了伤害，下一步就需要确定伤害是什么。如果你在百货商店踩了别人的脚，你就给别人的脚造成了一定的伤害。如果在孩子小时候，你没有接受她的情绪敏感，你可能会说："别哭了，有什么好哭的。"或者"别把你的难过都写在脸上。"这时你对自己的孩子造成了什么伤害？是不是让她觉得产生情绪是错误的？还是因为她哭了，所以就让她认为自己是有问题的孩子？仔细想想你做了什么，你的行为导致了哪些预期之内和之外的结果。为了理解内疚感，知道这种差异很重要，因为这可以让你做出修复行为的同时，不会因为意料之外的结果引发的内疚感而压抑自己或者避免做出不必要的修复行为。妻子一过量服药就改变自己行为的男人就是基于不合理的内疚感采取行动的。只有意识到自己的行为无意中强化了妻子的自杀行为，他才能够停下来。丽兹的父母想要帮助患病的儿子，却并不想伤害女儿，因此，才坚持给成年的女儿提供额外经济支持。父母可能会告诉一个伤心大哭的孩子不应该哭，他们只是当下想让她停下来，以此缓解自己的情绪，让家里重新恢复平静。他们并不希望孩子无法习得情绪管理的技巧，或者强加给他们类似"哭是错误的或软弱的"这样的观念。如果你担心自己在养育孩子的过程中也会产生类似的出乎你的预料的结果，你就需要提醒自己，你不是故意的，这有助于让你使自己得以平复。

> 如果你不提醒自己，你从来都没想要故意伤害你所爱的人，即便是合理的内疚感也常常会让你做出过度的行为。

一旦你清楚了引发"合理的"内疚感的行为或违背你价值观的内疚感，请予以修复。对过去发生的大多数行为做修复就需要你告诉自己所爱的人，你曾经做了什么，你看到自己的行为带来了什么结果，并为自己的行为道歉。有时，你可以做某些事对其予以修复，但对于很久以前的事情，往往你能做的就是道歉。

此外，请允许你所爱的人对你的修复行为做出回应。在辩证行为疗法中，我们称之为"得体地接受结果"。你所爱的人或许会很愤怒，或许会觉得道歉远远不够，但只要你尽己所能做出修复，就足以让自己的内疚感消失。

苏珊（Susan）让女儿晚一年上一年级，当时，她做出这样的决定确实有很好的理由。她认为丈夫会转换工作地点，他们全家将会搬到另外一个州居住。但最终，他们没有搬家，结果第二年女儿上一年级的时候，身体比同年级的同学高大强壮许多，其他孩子都取笑她（这是苏珊没有想到的结果）。苏珊总是因为自己的决定而感到内疚，并认为自己的内疚感合情合理，因为她无意中给女儿造成了伤害。注意：并非故意为之这个事实非常重要。

有一天，苏珊和女儿谈起了上学的事情，苏珊解释了自己为什么会做出当时的决定，对于让女儿晚上学以及由此给女儿带来的问题，她感到很抱歉。女儿的情绪反应非常激烈，她告诉妈妈，这个决定影响了她的各个方面。我告诉苏珊，她已经尽己所能做出了修复，我们决定采取一些方式让她去验证女儿的体验，同时我鼓励她放下自己的内疚。当然，这是一个阶段性的过程，如果女儿没有产生极端的情绪，很可能苏珊的内疚感很快就消失了。相反，当女儿重新提到这个决定的时候，苏珊的内疚感会重新被激起，但是她不想再继续道歉了，因为她认为这会强化女儿的情绪。因此，她会验证女儿的体验，提醒女儿自己已经道过歉了，希望能够缓解女儿的情绪。经过多次尝试之后，苏珊注意到，当女儿说自己让她晚上学，是个坏妈妈时，她不再感到内疚了。

我并不是提倡你坐下来和你爱的人促膝长谈，仔细谈论过去几年发生的任何一件让你感到内疚的事情。边缘型人格障碍者可能因为这种情绪化的对话而压抑自己，同时，也不要把你爱的人看得过于脆弱。如果关系中出现一个重复的主题，让你感受到合理的内疚，就请做出修复。边缘型人格障碍者常常告诉亲属他们认为家庭成员曾"做错"的事情，不幸的是，他们这样表达时常用指责的语气，这让亲属不可避免地会为了保护自己而产生防卫心理。

然而，我发现如果家庭成员能够管理好自己的情绪（详见第 4 章）之后再展开讨论，无论是对边缘型人格障碍者的验证（认可）还是家庭成员的内疚感减轻，都有极大的好处。依据我多年的诊断经验，我还发现，当边缘型人格障碍者告诉亲属自己的记忆、情绪或体验时，如果被完全否认（如"这件事根本就没有发生"）或忽略（如"你怎么对这点小事耿耿于怀"），结果往往会导致边缘型人格障碍者的情绪和自杀行为倾向增强。

还记得我们在第 3 章提到的不要验证无效的信息吗？6 岁时，妈妈和我说过的一些话一直留存在我的记忆中。随着身心发展和时间的流逝，这些记忆变得非常复杂。终于在二十几岁时，我忍不住问妈妈为什么当时要和我说这么疯狂的故事，我还解释了她当时说了什么。她听完很惊讶。当然，她从来没有说过我记忆中的那些话。我竟然把她的话记了这么久，她觉得这对我来说是很大的伤害。她并没有完全否认我，而是解释了自己记忆中的事，还有就是她为什么要和 6 岁的女儿说这些，并且验证了我听到她说的话时有多么恐惧。承认我听到的话以及对我的影响让我非常欣慰，同时也让我的母亲远离因自己的行为而产生的内疚感。

如何有效处理内疚感

1. 列出让你感到内疚的行为。

2. 明确这些事情是否违背了你的价值观。

3. 如果有悖于自己的价值观和道德准则，请详细描述。

4. 列出你的行为给你爱的人带来的在你预料之中和之外的结果。

5. 如果内疚感合理，请予以修复。

6. 允许你爱的人对你的修复行为做出回应。

充满恐惧地生活

如果你关爱边缘型人格障碍者，你就一定对"恐惧"这个词不陌生。恐惧可能是从轻度的担心（如"他今天上班了吗""他是不是又冲动了呢"）到极端、压抑的害怕（如"他是不是死了""他是不是在哪自杀了"）。我会使用三个同义词——恐惧、担心和焦虑来进行讨论，因为它们都源自相同的基础情绪——恐惧。有时，与你爱的人在一起的时候，你可能不会有强烈的恐惧感；有时，你会紧张地等电话来，担心听到恐怖的消息。恐惧感会让你的身体不适，行为无效。

安慰自己

管理自己的恐惧感的一个办法就是使用前文中提到的自我关爱技巧。研究人员发现了持续焦虑的负面影响：能够引发皮质醇、葡萄糖以及肾上腺素的增加。这些化学物质如果隐秘地在体内停留一段时间，就会引发个体肠胃病、心脏病、糖尿病、肥胖症、肾上腺以及脑垂体方面的问题。恐惧和焦虑将令你精疲力竭。因为关乎你深爱的人的生命，你很难不担心、不焦虑，但重要的是每天使用第 4 章提到的安抚、平复的技巧来对待自己，以此对抗焦虑对你产生的影响。

无法管理恐惧导致逃避

持续的恐惧或焦虑除了会带来身体上的不良反应之外，还会破坏你与自己所关爱的人的关系。根据定义，恐惧会让人想要避开或逃离让自己感到害怕的事物。有时，恐惧确实会让你避开你深爱的人。我认识不少与边缘型人格障碍者终止了双方的关系的家庭成员，大多是因为无法忍受与对方在一起时体验到对方的情绪不稳定。他们理解自己所爱的人就像站在峭壁上一样，但是不能忍受自己与对方一起濒临峭壁时的焦虑感，最终他们为自己做出了决定。如果事实如此，我当然不会对他们做出任何评判。有时，家庭成员的身体会严重受损，继而发展出我们在前文中介绍的躯体上的问题，或者被情绪折磨得濒临崩溃，要么需要暂时休息，要么需要从关系中解脱。如果可能，我建议暂时休息而不是终止关系。我曾经结识的一位边缘型人格障碍者经常狂欢酗酒。最近，她只要喝了酒，就会给我以及我介绍给她的人打电话，在电话里哭哭啼啼、骂骂咧咧。我意识到我应该从这段关系中抽离出来，于是我决定休假，以此避免双方关系的终结。如果她喝酒打电话的行为不停止，对于我来说，短暂的休息也是非常不错的选择。因为我休假，她感到非常难过，但又不同意停止喝酒。她问我什么时候回来，我说只要她喝酒后不给我打电话，过段时间当我又觉得与她相处比较舒服时，我就会打电话给她。我向她表达了我的思念，承认休假伤害了我和她之间的感情。在这段关系终结之前，我只能不断重复这样做，但我休假只是为了挽救这段关系。

如果你正在考虑在一段关系中暂时抽离，可以参考我们在前文中讨论过的内容，对关系做一个利弊权衡表，检验一下你的价值观，以此决定是否要为维系这段关系体验任何合理的内疚感。

因恐惧导致的无效行为

尽管你怀有良好的意图，但是恐惧感还是会支配你的行为。如果你发现自己做事情没有效果，在行动之前先问问自己正在体验何种情绪。通常，基于恐惧感做事往往无效。家庭成员会为边缘型人格障碍者做出让步，因为他们担心不让步有可能会发生不好的事情。丽莉（Lily）与她的伴侣莫娜（Mona）起了冲突，她想让双方的关系保持良好，然而又担心莫娜的定期服药、割伤自己的行为会让这段关系陷入危机。莫娜很伤心地请求丽莉不要去上班，而是留在家里照顾自己。但丽莉并不想请假，因为总不去上班很有可能会让她丢掉工作。然而，当她准备去上班时，莫娜又开始难过。工作时，她总担心莫娜会做什么事情，这种焦虑感每时每刻都在加强，丽莉已经无法忍受这种恐惧感。她愿意待在家里，并不是因为想和莫娜在一起，而是因为能够减轻自己的恐惧感。恐惧感让她逃离上班，陪在自己所爱之人身边，使其远离孤单。

与我沟通时，丽莉清楚地知道，自己待在家里会强化莫娜的情绪，但她无法控制自己的恐惧感。当然，我并不能向她保证，她上班时莫娜不会服药或割伤自己。但我能确信的是，如果丽莉待在家里，随着时间的流逝，莫娜会更频繁地割伤自己以及服药。丽莉需要做的就是出去上班，如果莫娜不再割伤自己或服药，她们两个就都需要忍受这个结果。

决定是暂时休息还是终止关系

1. 使用第 4 章中的表格做一个利弊权衡（休息或不休息，休息或终止关系，终止关系或不终止关系）。

2. 与你所爱的人讨论是暂时中断来往还是终止关系，如果可能，给对方独立改变行为的机会（可以和对方说："如果_____不改变，我就需要暂时休息一下。"）。

3. 承认并告知你在乎的人这是你站在自己的角度能做出的最好的选择，而不是针对她做出的决定。

4. 如果选择休息，向对方表达你希望关系能够有所好转。

5. 告诉你关心的人如何知道你的疲惫期结束了。

通过"照顾"你所爱的人来减轻自己的恐惧感

让恐惧感暂时消退的一个想当然的办法就是试图控制或处理好一切与边缘型人格障碍者相关的事情。家庭成员接管并试图管理边缘型人格障碍者的生活，我看到过边缘型人格障碍者的亲属常常会拿走家里所有的刀具，给柜子上锁，接管他们的银行账户，给他们打电话，早上叫他们起床。家人会参与边缘型人格障碍者的所有行为，因为他们担心，如果自己不这么做，就可能会发生不好的事情。他们"照顾"自己所爱的人的同时也照顾着自己的恐惧感。

采用这种办法存在几个问题，如果你对边缘型人格障碍者管理过度而又没有一个计划和时间表，（例如，给一位因过量服药而入院的人配药，直到她能够更好地管理自己为止）那你就是在一直管理她。照顾你所爱的人的行为会强化她自己的体验，她就更无法很好地照顾自己。最终，你的焦虑感并没有得到缓解，使焦虑感减轻的唯一办法就是放手，让你的大脑知道，你所担心的灾难并没有发生。如果你相信，你大脑中最理智、最不情绪化的区域认为你所爱的人处于极度危险中，那么伤害的威胁就真实存在。此时，你无论为她做什么都是为了她能够生存下来。但这会强化你的焦虑感，并让情绪越来越激烈。当她脱离危险时，你将不得不重新开始面对她的情绪。

恐惧感与内疚感的循环

一旦停止管控你的亲人或停止帮她解决一切问题，你的恐惧感和内疚感就会开始循环出现。因为你知道自己或多或少的介入能够让你与你所爱的人都受益，一旦不再给予他们关注，以及停止提供财务和其他方面的支持，你就会对可能产生的结果感到非常焦虑。如果你决定凌晨3点不再接电话，对方就会产生情绪反应。之后，你开始感到内疚，即便知道这种内疚并不合理，你还是担心她的情绪反应会达到何种激烈程度，因此你不得已又接起了电话。明明知道不应该这么做，可你还是这么做了，结果你又担心自己这么做会加剧你爱的人的危机行为。情绪的循环由此开始。因为我们认为边缘型人格障碍者太过于脆弱，而无法忍受自己行为的改变，过往与你所爱的人的互动也让你害怕与对方交流自己的底线或改变自己的行为，因此循环不断地持续下去。边缘型人格障碍者的情绪敏感导致其他人担心自己的言行可能会被误解，或者引发对方的极端情绪。

　　鲍比（Bobby）的父母担心儿子会伤害自己，当鲍比极度心神错乱的时候，他会把钩子插进自己胳膊里。儿子住在家里，但因为缺勤次数太多而可能面临辍学。妈妈试图放下工作，待在家里，以便叫他起床，让他去上课。她很生气，也充满怨念，但一旦不这么做，她就觉得自己是个"坏妈妈"，不能帮助儿子，心里也会更害怕他辍学，以至于今后无法过上很好的生活。鲍比和父母对人们的外观有着极为不同的看法，父母的穿着比较保守，但他却总穿着胯裆裤，戴着棒球帽。他穿着 T 恤时露出了无数因伤害自己留下的伤疤。每当父母试图与他讨论穿着打扮时，总不能避免一场"战争"，之后鲍比会穿得更古怪，或者割伤自己。最终，父母不再与他谈论任何重要的事情，包括他就要被赶出学校的事实，以及他设定的上医学院的目标。他们感到无法抑制心中的内疚感，并认为是自己过去"逼迫"儿子做出自残的行为的，而且害怕一旦再谈论关于学校的事情，可能会导致灾难性的结果。

　　我们开了一个家庭会议，我要求每个人谈论一下真正的问题出在哪里。父母解释说不喜欢鲍比的穿着，但也绝不会再试图让他改变。我们都认为，他们还需要谈论学校的事情，并要求儿子按时起床去上课，以换取他们继续提供住房和经济支持。这样一来，每个人的情绪都能得到缓解，我们可以列出一些解决问题的办法，例如制定一个上课计划表，引导鲍比完成课程。鲍比第一次没有起床时，妈妈像从前一样焦虑，当然，她的内心还是呼唤自己待在家里，叫鲍比起床，让他去学校。她知道，与儿子设立好的关于妈妈什么时间能够怎样提供帮助的约定，要求她不能待在家里，但她还是十分焦虑。在这种情况下，最重要的就是不能屈从于内心的意愿，又做出原来的行为，这样一来，只会使焦虑感增强。鲍比的妈妈已经学习了第9章中关于忍受痛苦的方法，在几次叫儿子起床之后，她运用这些方法让自己返回工作状态。儿子最终从床上爬起来，去了学校。那天他迟到了，但父母并没有像往常一样给教授打电话，他们让儿子自己打电话处理。最近鲍比告诉我，他准备要上医学院了，虽然大学对他来说并不容易，但是由于父母和自己都开始很好地管理自己的情绪，他已经像完全变了一个人似的。有趣的是，当与父母之间的互动交流开始有效的时候，他有一天走进了我的办公室，下身穿着卡其色裤子，上身穿了系扣的衬衫。我询问发生了什么，他说决定要让自己看起来像一名医生。

评估真实的威胁是否存在

当感到焦虑和恐惧的时候，问问自己是否存在真实的威胁，还是它只存在于你的幻想中。这种威胁可能是针对你或你所爱之人的生命、健康及整体幸福的。通常，我们很容易分辨威胁是否有害于生命和健康，但是否对一个人的整体幸福有害，却不那么显而易见。运用我们之前提到的技巧，试着接近你的慧心，问问自己你的介入是对你所爱之人长期的幸福有效还是只能让自己当下感觉好一些。如果确实存在威胁，且对后果影响很大，你就可以介入。恐惧驱使你帮助你所爱的人，以此减轻自己的恐惧感。如果威胁并不真实，结果也没有多大帮助，找找是什么让你感到害怕。你需要和你所爱的人谈话，交流自己的底线，即便很想介入，也别做出行动。

与行为失控（包括自杀、自残、滥用药物）的人相处时，很大的一个困难在于，你总会告诉自己，你深爱的人的生命、健康和幸福受到了威胁，这种伤害的可能性永远存在。如果可能，请想想当下直接的威胁与长期的潜在威胁。今天把你爱的人从监狱里救出来，短期来说，可能会减轻你对她在监狱中身体状况的担忧，但或许会强化引发更多问题的犯罪、失调行为，从长期来看，你也会产生更多的恐惧感。

处理自己对深爱的人的行为产生的恐惧感，试图在回应时更加理智，有时，就像悬在头顶的一把刀。当然，我们说过，任何事情都没有万无一失的保障，当爱上边缘型人格障碍者时，我们就必须支持自己做出的决定，处理不可避免的情绪。我们在第13章中将会介绍寻求支持的方式。

处理绝望

最后一种与边缘型人格障碍者相处过程中感受到的情绪就是绝望。在辩证行为疗法中，我们说边缘型人格障碍者在生活不能如己所愿时，必须学习处理由此产生的令人压抑的悲伤。边缘型人格障碍者有着令人惊讶的同情心、热情、创造力及一系列的情绪。因为与生俱来的敏感，以及无法管理情绪、行为、人际关系，他们的生活经常非常混乱。他们往往会失去亲人、工作和各种机会。不少边缘型人格障碍者告诉我，他们某天醒来，发现自己 50 岁了，才弄明白怎么过自己的生活，他们在生命中错过了太多，因此感到深深的绝望。有时，边缘型人格障碍者在接受治疗的过程中会得到改善，但是绝望和自杀仍会重新出现，因为他们为自己在"浪费生命"而感到悲伤。

这种伤心也反映在边缘型人格障碍者的家庭成员身上。当看着自己所爱的人时，你不可能不被他的挣扎、煎熬及其行为引发的负面结果影响。如果你爱的人没有得到帮助，你会很容易掉入绝望的深渊。你会觉得自己所爱的人的生活很难改变，同时想象自己的生活会变成什么样子。当你所爱的人得到帮助并持续改进时，你会想着如果早些得到帮助的话，生活中的一切都会不一样。

你所能做的最重要的事情就是观察并描述自己的悲伤、标记自己的想法（如"我觉得她永远都不会照顾自己"）和情绪（如"我感到难过和孤独，因为我无法与女儿维持自己想要的关系"）。平衡能让我们体验情绪，让情绪消退。当体验情绪时，请尽量全身心地投入。

当然，放手，尤其是对情绪放手，总是知易行难。每当情绪来临时，请对自己说："我会放它走的。"之后请在其他事情上专注于自己的想法、情感及行为。这就是在使用注意力分散和自我安慰的方法。

然而，请不要忽视这些体验。情绪很重要，研究表明，如果你总是赶走或压抑情绪，它们只会来得更加猛烈。注意并直面这些情绪，描述自己身体里的感觉，让情绪像波浪一样起伏，不要夸大情绪（相信我，你难以想象情绪夸大的力量），不要否认情绪。请使用第 4 章提到的接纳技巧，承认自己的情绪。如果你想学习正念，可以研究冥想，或加入正念练习组。现在很多进行正念学习的人都会特意休几天假来练习正念。

是否需要与你爱的人谈论你的悲伤，取决于对方对情绪的容忍点、你们之间的关系的状态以及讨论的目的。有时，边缘型人格障碍者想要谈论自己的生活多么令人失望，当你说自己不仅认同，事实上，也与他们有相同的情绪体验时，对于他们来说，就等同于验证（认可）。另外，有些人可能会认为你在与他们竞争（如"你在试图说你比我受到的伤害更多"），或者他们觉得自己真的很绝望，就连你也对他们感到失望。通常，获取外部帮助比较有效，这有助于交流诸如你对自己所关心的人的失望与悲伤等不稳定的情绪。

虽然，你可以做很多事情来处理诸如内疚、恐惧、绝望等情绪，但不可否认，爱上边缘型人格障碍者会使你面对很多难以忍受的感受和潜在的可怕事件。尽管你可以管理好自己的情绪，有时也能有效地与自己所爱的人互动，即使对方也尽了自己最大的努力，你还是不得不面对自杀和自我伤害这类行为，这也是第 12 章的主题。

第 12 章

了解自我伤害 / 自杀，做出治疗决定

我们需要关注边缘型人格障碍者所体验到的最难以忍受的情绪，而自杀与自我伤害可能是最能引发恐惧和绝望的行为。因为这两种行为是边缘型人格障碍者难以避免的两大行为，我们将用一整章的内容对此进行阐述。首先，我们要帮你理解这种令人感到极度恐惧的行为；其次，根据研究结果和我们的临床经验，我们将介绍我们所能提出的最好的建议，来帮助你处理自己所爱的人的自我毁灭的行为。

自我伤害和自杀时，发生了什么

大约有 75% 的边缘型人格障碍者会尝试自杀，不幸的是，其中 8%~10% 的人自杀致死。一个人达到的病症标准越多，自杀的风险就越高。数据显示，关爱边缘型人格障碍者的人总是害怕自己所爱的人可能尝试自杀或已经死去，正因为自杀如此恐怖，你或许会怀疑自己所做的决定是否正确，或者会做出正常情况下不会做的事情，以此确保自己所爱的人的生命安全。

到头来，最重要的是保证你所爱的人活着。如果你不确定应该做什么，或者担心某种选择会比另一种风险更高，那倒不如保持谨慎更加保

险。虽然，我们即将给出很多应对自杀行为以及做出治疗决定的信息与建议，但请记住：你了解自己所爱的人，如果你真的担心在某个情境下他可能会自杀，更重要的还是保证他的生命安全。

自杀和自我伤害之间的区别

首先，我们要确保对术语很明确。"自我伤害行为"或"非自杀式自我伤害行为"（NSSIs），就是指诸如割伤、烧伤、抓伤、打伤自己或喝下有毒的液体（如漂白剂）等行为。根据我们所看到的不同类型的研究，在边缘型人格障碍者中，有 60%~80% 的人都有某种程度的自我伤害行为。关键点在于他们进行自我伤害的本意并非寻死。很多年以来，人们错误地认为，做出自我伤害的人是为了"寻求帮助"或"寻求关注"。有时，人们确实会在此时给予边缘型人格障碍者关注，当然，随着时间的流逝，这无疑也强化了对方的自我伤害行为。然而，心理学和神经生物学研究者发现了更多有关自我伤害的内容，以及它们对生理机能的影响，我们得知自我伤害的首要原因竟是情绪管理。

大多数人都难以想象，自我伤害能让人感觉更好。想象自己比较糟糕的一天，所有的一切都错得离谱，你的负面情绪（愤怒、挫败、厌恶、恐惧、羞愧、内疚）也逐步升级，终于，一天的工作结束了，回到家后，你做了一些事情：长跑、喝酒、冲澡、与宠物玩耍、下厨、清扫……这些事情让你的情绪缓解，即便知道第二天还要面对同样的情境，当下你也感到好多了。对那些尝试自我伤害的人而言同样如此。虽然，他们的本意常常不是割伤自己（或实施其他任何自我伤害的行为），但情绪却在逐步累积。当他们割伤自己时，他们的情绪会得到缓解。有时，仅仅是想象割伤自己，他们的情绪也会开始缓解，他们得到了解脱，情绪又变得可控。虽然，我们想要他们停下自我伤害的行为，但对他们来说，这着实不易，因为他们想寻求解脱，而割伤自己能很好地满足这一需求，这么做能快速见效，因此，随着时间的流逝，自我伤害行为反而会被强化。就像靠吃药管理自己的情绪的人一样，为调节情绪而自我伤害的人，也会在难以摆脱情绪时，与"情绪复发"展开斗争。

很多人会误认为自我伤害事实上就是自杀行为，有数据显示，在进行自我伤害的边缘型人格障碍者中，有90%的人最终并没有自杀，然而有10%的人自杀的事实导致有人错误地认为，自我伤害与尝试自杀是相同的行为。我们能从数据中得出的只是自我伤害的人有自杀的风险。

> 自我伤害并不等同于自杀，但自我伤害的人存在自杀的风险。

自杀行为包括考虑自杀（产生自杀意念）、计划自杀及实施自杀。有时，自杀行为就像一段越来越糟糕的滑坡，在多数情况下始于边缘型人格障碍者**想要自杀**。许多人，仅仅是想到自杀，都能缓解其痛苦的情绪，如果引发自杀意念的情境依旧存在或引发自杀意念的情绪没有得到排解，就会过渡到计划阶段。**计划阶段**会出现警示标志，边缘型人格障碍者可能会买来自杀的工具（如枪、药、配药片的酒等），也可能会写信，修改遗嘱，进行与死亡有关的法律活动（如写医疗保健委托书，写放弃急救同意书等）。计划自杀也能带来缓解情绪的作用，习惯性自杀的人说计划死亡能够让其感觉好起来。然而，心理健康从业者并没有把思考或计划自杀的这段经历算在冲动的自杀企图之内，从某种意义上来说，他们跳过了自杀事件和自杀企图中间的所有步骤。这些就是"冲动自杀者"，我们后续再针对这部分内容进行讨论。

自杀尝试包含自杀的事实行为，其中重要的因素就是求死的意愿。我听到有人说："他吃的药量根本不足以致死，所以他根本就不想死。"

如果他的本意是要寻死，我的反应会是："谢天谢地，还好他没吃那么多药，因为他真的想死。"我不会在自杀行为中加入其他的因素，如果一个人想死，这就是一次自杀尝试。即便失败，也是一次尝试。

警示标志

为了了解自杀行为的警示标志，如放弃财产、写下自杀便条等，我们会付出很多精力。虽然这些标志并没有被有关自杀行为的大型组织全部认可，但我还是建议你加以了解。被广泛认可的标志可以从像是美国自杀协会（American Association of Suicidology）或美国国家心理卫生研究所（National Institute of Mental Health）公布的表中查询。托马斯·乔纳（Thomas Joiner）写过几本书，包括《为何有人死于自杀》（*Why People Die by Suicide*）、《自杀的秘密》（*Myths about Suicide*）。虽然人们把他的理论归为自杀行为而非研究，但它们仍然可以作为理解自杀行为非常好的来源。

自杀的长期风险因素

- 过往的自杀尝试
- 自杀行为的家族史
- 自杀方式准备就绪
- 可用的自杀模式（高调报道的自杀事件）
- 婚姻、人际关系、工作、友谊
- 长期作为局外人的感觉
- 医疗问题
- 身体上的疼痛
- 焦虑
- 绝望
- 思想僵化
- 失眠
- 高度兴奋

冲动的自杀行为

有一个事实虽然让人难过，但却非常重要，我们需要知道，虽然在自杀之前，大部分人都会给出一些警示标志，但研究者发现，仍有大约30% 的人在不到 5 分钟的时间内做出近乎致命的自杀行为，而没有出现任何诸如隔离、绝望等标志。事实上，确实有很多人会做出冲动的自杀行为。要弄清楚他们的自杀原因的唯一办法就是了解引发他们行为的因素。有些因素，被称为"长期风险因素"，如上所示。然而，你需要记住，即便是上述这些需要注意的因素也仅仅是让你所爱的人产生高风险自杀行为的部分原因。如果你所爱之人身上存在这些风险因素，请对任何可能被他视为坏消息的事情引起注意，如失去工作、结束一段关系等，因为这样一个事件就像压垮你所爱的人的最后一根稻草一样。一旦发生类似的事情，请立即获取专业的帮助。

传染的影响

一个造成自杀行为的重要风险因素就是专业人士所称的"传染"。虽然在自杀行为是否具有传染性这一问题上许多研究都存在分歧，但是我们关注引发自杀行为的风险因素时，也会非常注意跟随其他人自杀而付诸行动的边缘型人格障碍者。在社区中，如果有一个人自杀，有些人通常也会跟着自杀。在我的家乡，如果一位男孩自焚，两周内，会有四位同龄男孩也随之自焚。

自杀事件一旦被高调报道，其他自杀行为就会不可避免地发生。在时尚设计师亚历山大·麦昆（Alexander McQueen）于自己家的浴室上吊自杀后的两周时间里，仅在英国麦昆家乡的一个小区域内，就发生了 5起在浴室自缢事件。只要是名人的自杀或认定为自杀的死亡事件（即便随后被认定为其他原因）发生，如科特·柯本（Kurt Cobain）、希斯·莱杰（Heath Ledger）（最终被认定为意外死亡），或电影《开膛手的名单》（*Craigslist Killer*）中的菲利普·马可夫（Philip Markoff）等，接下来就会有许多欲自杀者报告其自杀欲望加强。边缘型人格障碍者告诉我，被报道过的自杀事件增强了他们的绝望、愤怒以及对自己能够创造新生活的怀疑，他们觉得自己有了更多被"允许"自杀的机会；另外，被高调报道的自杀事件让他们想要自杀的想法变得更强烈、更频繁地出现。边缘型人格障碍者告诉我的这些情况都真实存在，所以一旦看到报道的自杀事件，我就会持续密切关注我的有自杀倾向的患者。

自杀成为解决问题的办法

自杀和自我伤害行为并非合适的解决问题的办法。在 2010 年的经济环境下，很多人因为失业或辞职后找不到新的工作而自杀，他们没有通过使用其他办法来解决失业的问题，反而认为自杀是其唯一的出路。失业的人或许会认为自己是家庭的负担，自己死了，就能减轻家庭的负担。

边缘型人格障碍者通常会说："问题是我就想自杀。"想自杀并不是原始问题，而是问题的解决方式。边缘型人格障碍者常常把自杀当成他们生活中所有问题和不幸的唯一解决办法，他们想结束或逃离生命中的苦难。不幸的是，一旦自杀／自我伤害被当作一个选项，它就进入了一个人的行为清单，它就会成为一个固定选项。我对患者及其家人解释说，这就像将喝酒当作解决问题的手段一样，例如结束一天辛劳的工作后就去喝酒。即便某个人已经戒酒，过往的 20 年间都没有在艰难的一天结束后去喝酒，当某天遇到极大的困难时，他的第一反应还是先不回家，转道去买六箱啤酒。对于想要自杀的人，尤其是想象自杀都能让自己解脱的人来说，一旦在过去引发他们自杀想法的事件和情绪重现，他们就会产生自杀的想法。我们在治疗过程中做的一件事就是帮助人们掌握更多其他的行为（问题的解决方式）。然而，重要的是，我们要理解，自杀作为一个解决问题的方式，在边缘型人格障碍者的脑海中从来不会完全消失。

> 虽然自杀并不能解决生活中的问题和痛苦，但要知道，一旦它成为你爱的人的"解决方案"行为清单中的一部分，就总会成为他们的一个常规选项，理解这点非常重要。

如上所述，虽然难以置信，但对于边缘型人格障碍者来说，自杀和自我伤害行为能够让他们从痛苦的情绪中解脱出来。对习惯自杀及自我伤害的人来说，考虑、计划、尝试自杀或割伤、烧伤自己等类似的行为都能让他们的感觉变好。凯蒂（Katie）正在上初中，是一位成绩全优生，而且是一个完美主义者。她几乎每周都会割伤自己，但并不想自杀。她对学业很焦虑，在学校的一周里，这种焦虑感逐渐增强，她的注意力开始下降并且越来越多地评判自己的功课，这又增强了她的焦虑感，让她的注意力再次下降，这种恶性循环持续进行。于是，她会深深地割伤自己的大腿，随即她对学业的焦虑感就会减轻。之后，凯蒂就又能专注于功课，按照自己的标准表现。

莱斯利（Leslie）感觉很孤单，她和父母住在不同的州，几乎没有什么朋友。每个周末，她的孤独感会更加严重，所以她好几次尝试自杀。她说想自杀，就是不想再感到孤独（试图解决问题）。然而，她也注意到，当尝试自杀时，她似乎就对自己的负面情绪进行了"重置"，并重新开始生活。

负向强化：解决问题的同时制造了更严重的问题

研究发现，有些人即便只是想象自杀，都会从压抑的情绪中解脱出来，令自我的感觉变好。斯泰西·肖·韦尔奇（Stacy Shaw Welch）做了一项研究，他把被试与能够测量他们生理冲动的机器相连。当给予习惯性自杀的人（总有一些自杀底线的人）一些想象他们死亡的场景（无论是意外死亡还是患病死亡）时，他们的生理冲动（由此引发的情绪冲动）都会减弱。另外，针对引发自杀和自我伤害行为的生理因素是如何管理情绪和提供精神宽慰的问题，他也做了一些研究，但他很清楚，这些行为确实有效。

我们把这种现象叫作"负向强化"，这意味着自杀行为消除了让人厌恶的情绪 / 情境。想象一下，不系安全带时车里发出的让人讨厌的"嗡嗡"声，当把安全带系好时，这种明显的噪声就消失了，这同时也强化了我们系安全带的行为。自杀 / 自我伤害行为减轻了痛苦，但却强化了这种行为本身，也让它们很难从一个人的行为清单中被移除。在韦尔奇的研究中，对于某些人来说，即便只是想象死亡的某个时刻都有助于消除他们的负面感受和想法。

自杀成为一种痛苦的表达方式

自杀和自我伤害行为能够被当作一种向别人传达自己的体验有多么痛苦的方式。我们在第 1 章中解释过，自杀者通常都陷入了难以置信的痛苦中。有时，人们会因为对方的痛苦做一些事情，有时则会无动于衷。有时，自杀者身边的人对他们的痛苦并不能感同身受，这或许是因为别人无法了解这种伤痛，又或许是对自杀行为已经变得不敏感甚至麻木。我们在第 8 章中提到，边缘型人格障碍者有时无法准确地向他人传达自己所遭受的痛苦，而自杀却能"很好地"告知他人，他们所经历的事情有多么糟糕。

这些年来，边缘型人格障碍者做出的自杀或自我伤害行为都被说成是想要"寻求关注"，他们被错误地刻画成"伪自杀者"，被认为并非真正求死，而只是想求得关注。这个理论有两个问题，根据我以往的经验，边缘型人格障碍者做出自杀行为从来都不是为了求得关注，通常人们自杀确实是因为想要从生命的悲剧和痛苦的情绪中得到解脱。

比尔（Bill）与妻子已经"暂时"分居一年。现在，比尔想要复合，只要能解决他们关系中的问题，他什么都愿意做。他的孩子们目前和妻子生活在一起，某天晚上，在与孩子们艰难地分别之后，比尔回到家，喝下大半瓶安眠药和半瓶波旁威士忌，随后被送去急救。比尔的妻子作为他的紧急联系人，接到电话后赶来医院。她来了急诊室，看见比尔的样子后，失声大哭，她抓起比尔的手，答应会努力复合。仅仅过了几周，妻子的承诺就不再那么有效了。随着与妻子见面的次数越来越少，比尔又开始变得绝望。他又尝试了自杀，妻子又来了医院。随着时间的流逝，比尔的大脑（无意识地）开始把自杀行为和妻子的行为变化联系在了一起，这增加了他自杀的频率，比尔自杀并不是为了获得关注。当比尔的痛苦情绪变得强烈时，恰好自杀行为成了一个强化物，妻子的关注又增加了他试图自杀的频率。当然，比尔并非为了获得伴侣的关注而故意自杀，理解这一点非常重要。

有时，自杀行为会与来自其他人（家人、朋友、急诊室的护士）的关注相关联，随着时间的流逝，自杀行为或许会因他人的关注而得到强化，并可能引发他人的继续帮助和关注。这并不是说我们所爱的人就是在"寻求关注"，二者之间的区别很微妙，但是对我们来说厘清这个区别很重要。如果你认为自杀行为是为了获取关注，当你所爱的人自杀时，你可能会变得具有评判性，最终，评判并不能帮助你、你所爱的人，也无益于你们的关系。做评判会破坏你们的关系，你最终会否认她经历的一切。

如果你担心自己正在强化对方的自杀行为，或者正在进行十二个步

骤 [①]（12-step program）我们称为"使可能"自杀的行为，请找一位治疗师来帮助你明确选择或改变自己的行为，也可以参加一些十二个步骤会议（12-step meeting）。如果没有咨询专业人士或来自于你所爱的人的治疗师（如果她有）的信息，请不要试图改变强化刺激物。

自杀行为的潜在强化刺激物

- 你无意中做的事或许会强化自杀行为：
  - » 更频繁地或更长时间地与你爱的人交谈
  - » 表现得温柔和善
  - » 为自己的所作所为进行弥补或道歉，而你通常并不会这样做
  - » 你爱的人自杀后，随即到医院或急诊室探望她
  - » 你爱的人自杀后，立即改变自己的行为，以便对方能够理解，如提供更多帮助，满足她的所有要求
  - » 青少年发现你投入在他们身上的时间和精力在逐渐减少（对于别人来说，这更像是惩罚）
- 其他可能强化自杀行为的事情：
  - » 通过做出一些行为获得情绪/生理解脱
  - » 去医院，暂时告别压力
  - » 如果感到压抑，就不必忍受日常生活中的要求（如逃避工作，无须照顾家庭、宠物、孩子、伴侣等）

---

① 嗜酒者互诫协会，又名"戒酒匿名会"（Alcoholic Anonymus，以下简称AA），1935年6月10日创建于美国，美国退役大兵比尔和鲍伯医生是协会的共同创始人。嗜酒者互诫协会是一个大家同舟共济的团体，所有成员通过相互交流经验、相互支持和相互鼓励而携起手来，解决他们共同存在的问题，并帮助更多的人从酒精中毒中解脱出来。AA会员们改变行为的具体步骤被称为"十二个步骤"（12 Steps）。互诫协会的"十二个步骤"是一套精神原则。如果作为一种生活方式予以实践，这些原则能用于去除喝酒的瘾癖，使嗜酒者从而获得快乐和有价值的健全人生。——译者注

如果你所爱的人想要自杀，你可以做什么

自杀倾向基本分为两种：慢性和急性。

慢性自杀倾向是长期的自杀倾向。具有慢性自杀倾向的人常常能从自杀的想法中获得解脱，他们可能始终都有被动的自杀想法如希望自己死亡，希望自己第二天早上不会醒来，希望自己在交通事故中死去等等。在他们生命中，自杀的想法始终存在，这个选项随时可用，通常他们在生命中会做出很多次自杀的尝试。

急性自杀倾向是对极端或被压抑已久的压力做出反应，由此导致想要自杀。通常，这种自杀倾向比慢性自杀倾向具有更高的风险，当慢性自杀者的压力累积到压倒性的程度时，他们就会选择急性自杀。如果你所爱的人"总是"想自杀，她就具有慢性自杀倾向。要注意，慢性自杀倾向有可能会变成急性自杀倾向，认清这一点很重要。所以，否认他们的慢性自杀倾向或者表现得好像他们永远也不会自杀并不是有效的方法。

寻找意义与希望

如果你爱的人具有慢性自杀倾向，你所能做的最好的事情就是帮她创造不会走向自杀的生活。一个人如果维系着有益的关系，参加有意义的活动，那么他通常不会想要自杀。选择自杀的人通常都是失去了某个对其重要的人、有意义的活动或者生活中从来没有过这两项内容的。

在你所爱的人感到生活没有希望时，你帮他创造希望常常很有帮助。但是，创造希望的同时不要否认其当前的体验，这也很重要。所以，请不要说"事情一定会变好"，这往往会让他想通过做出自杀行为来向你展示自己有多么痛苦，而情况根本不会有任何好转。你可以说："我知道你现在觉得没什么希望，时刻充满希望确实是件困难的事情，但是我可以

与你一同寻找希望，你能让我对你抱有希望吗？"

> 认可对方的痛苦和绝望，之后通过制造有希望的话题
> 来缓解这些情绪。

探讨失去对方的影响

对慢性（急性）自杀倾向者，你所能做的另一件有帮助的事情就是表达其自杀会给你和家庭带来的影响。很多时候，自杀者认为，只有自己不在了，家人才能过得更好，他们认为自己是家庭的负担。我们在给患者阐述他们自杀的后果时，常常告诉他们，自杀的一个风险因素就是家庭成员中有人先自杀了。告诉你所爱的人（可以写一封信），她的自杀对于你来说意味着什么，可能会有帮助。如果你选择这样做，请记得使用描述性词语而不是委婉地使用词语。请使用诸如"自杀""杀了你自己""你的死去"等描述性词句，详细描述这对你来说到底意味着什么。**如果你所爱的人对你很生气，请停止这样做，因为他们可能会用自杀来让你知道她到底有多生气。**

当你所爱的人告知她计划自杀时，你可以做什么

如果患有边缘型人格障碍的亲人告诉你，她计划自杀，无论是面对面还是通过电话，尤其是她告知你她的自杀计划时，请立即联系她的治疗师。因为没有专门救助想要自杀的个体的专家，无论治疗师专攻哪个方向，只要他认为自己能够在非工作时间治疗想自杀的人就可以。大多数自杀行为发生在晚上、周末或节假日，这通常都是治疗师休息的时间。如果你对自己所爱的人有一定的影响力，就建议她找一位能在非工作时

间接电话的治疗师，建议她在自杀危机出现时，给治疗师打电话，以此获得一些行为指导，之后再给你回电话。告诉你所爱的人坚持要求对方给你回电话代表你对她的关爱，同时也是寄希望于她确实给专业人员打了电话。如果你所爱的人在自杀危机出现时并没有治疗师，请打电话给当地的危机处理中心、移动危机服务部门，或者如果这些都没有，请拨打报警电话。

如何应对自杀的行为

如果你所爱的人给你打电话时已经做出了有自杀倾向的行为，你需要确定她做了什么。如果她吃了药，药品的名称是什么？她吃了多少？多久以前吃的？如果她割伤自己，伤到了哪里？伤得有多深？她是否流了血？如果她喝酒或吃药，她喝的什么酒？吃的什么药？喝了多少？吃了多少？如果她头脑清醒，看起来并不危急，让她给治疗师打电话；如果她头脑不清醒，看上去好像无法照顾好自己，请打紧急电话，告诉他们所有你已知的信息。偶尔有几次，急救人员让我与患者保持通话，因为他们不想让患者坐下或躺下，我和患者一边通话一边等待救援，以保证她意识清醒。

住院治疗的利与弊

关于边缘型人格障碍者接受住院治疗有很多争论。很多年来，对于自杀行为，被普遍认可的治疗方式就是住进精神病医院接受治疗。1993年，当我开始治疗边缘型人格障碍者时，很多患者已经住院多达二三十次，还不包括不需要住院的急诊救治。如果边缘型人格障碍者说要自杀，他们几乎就会被立即送进医院，尤其是符合边缘型人格障碍诊断标准的患者。大家普遍认为，住进精神病医院是让边缘型人格障碍者活下去的唯一办法。然而，一直与住院者打交道的我们却认为，住院会让边缘型人格障碍者的病情变得更加严重。1991 年，根据当时去机构化（1970 年到 1980 年之间进行的一次大规模改革，关闭州立医院，解雇那些在机构中混日子的人）的要求，我们努力帮助患者从一家州立精神病医院出院，之后留在医院的 80% 以上的患者都符合边缘型人格障碍的诊断标准。医院的社会工作者也讲述了一些故事，他们试图帮助边缘型人格障碍者做好出院的准备，结果他们却选择了跳楼、吞食剪刀或玻璃的行为。有趣的是，医院的工作人员说："医院让边缘型人格障碍者变得更糟糕，以至于他们无法出院。"

2002 年，加洛（Garlow）、奥里奥（D'Orio）和珀塞尔（Purselle）在一个关于精神问题的期刊中提到，精神病院床位的减少并没有使人们所担心的自杀率攀升。因此，将治疗纳入门诊范畴并未导致更多自杀事件的发生。最近，几个研究表明，住院并不能有效地减少自杀行为。

为什么辩证行为疗法对减少边缘型人格障碍者的自杀行为极其有效？其中一个假设为该疗法是在医院之外进行的。辩证行为疗法治疗师并不主张住进精神病院接受治疗，这有几个原因：没有数据表明，把人收诊入院，就能改变他们在医院外实施过的行为，或者保证他们的生命；根据你所看过的研究，有 5%~16% 的自杀行为发生在住院精神病科室；出现自杀倾向风险最高的时间段是从住院部出院的时刻，37% 的男性自杀者以及 57% 的女性自杀者有过住院经历。对于这些数据的解读方式有很多，但住院并不能阻止自杀行为的发生，这一点很明确。很多时候，治疗师和家人支持边缘型人格障碍者住院治疗，是因为他们认为边缘型人格障碍者只有在能够有效控制自杀行为的时候才会被允许出院，而事实并非如此。通常，我们把人送到医院治疗是因为我们担心，如果不去医院，他们可能会自杀。

你或其他人什么时间能够辅助患有边缘型人格障碍的亲人住院？第一种情况就是她正在尝试自杀，她的身心极度不安（失眠、极度焦虑、愤怒或绝望），她不停地说要自杀。如果是这样，熟悉我们的研究的专业人士可能会建议紧急住院（1~5天），住院的目的是让她获得更多的睡眠、减轻焦虑，如果有可能，保证她与致命的工具隔离。如果你觉得自己所爱的人处于这个阶段，请帮助她，但不要试图自己处理。

第二种需要住院的情况就是你已经无计可施，我们所爱的人的行为属于急性自杀。很多时候，边缘型人格障碍者的自杀危机可以持续几天或几周，在此期间，我们也会介入危机之中。对方可能会重复打电话给你寻求帮助，你或许会陪她额外度过一些时间，给她所有你能提供的支持，当然，你也开始觉得精疲力竭。运用辩证行为疗法的治疗师有住院治疗指南，其中之一就是与边缘型人格障碍者有关的系统需要从边缘型人格障碍者的自杀危机中解脱出来。换句话说，当边缘型人格障碍者的支持系统需要休息或倦怠时，我们会主张边缘型人格障碍者在医院短暂停留。

最后，我发现仅仅是简短的1~5天的住院都可以让边缘型人格障碍者很好地结束之前的危机。对于边缘型人格障碍者来说，尤其是当他们处于一段持续的危机中的时候，这一切似乎看起来没有尽头。无效的决定只会导致问题行为以及更多的冲动行为的出现，行为结果又会引发更多的冲动行为，情绪高涨并持续不断，进而带来了更多负面结果，这一切看上去似乎永无止境，你所爱的人也没有办法跳出问题行为的循环。一段短时间的住院治疗能够中止这些行为，当你所爱的人出院时，虽然还需要处理所有冲动行为带来的结果，但其已经走出了情绪和冲动行为的循环。当然，我们并不提倡频繁地住院，因为这会强化患者总是想

"重新来过"的行为，但从某种程度来说，通过住院治疗来结束危机也是有效的方法。

维基（Vicky）与伴侣正经历一段艰难的时光，她担心这段关系会终结，因此每晚都给母亲打电话谈论这段关系，最终，母亲说再也无法忍受听她说任何关于伴侣的负面信息，母亲担心她们再不分手的话，自己头脑中会只有女儿给她讲述的关于其伴侣的负面信息。维基经历了一天糟糕的工作后，跑出去喝酒。喝了几杯之后，她就和酒吧里认识的一个人睡在了一起。一晚没回家这件事让她不敢回去面对伴侣，于是她又返回了酒吧，也不去工作，连续几天都是这样。每当意识到自己的工作和亲密关系都陷入了危机中时，她就特别想要自杀。她打电话给母亲，说自己想自杀，然而，她并没有回家，也没有去工作，还是去酒吧喝酒，然后住在酒店里。她已经快没钱了，也不知道怎么和伴侣以及领导交谈。最终，她住了 3 天医院，住院期间，她清醒了，开始考虑如何修复亲密关系。因为缺勤次数太多，维基最终失去了工作，但却努力维系了亲密关系。住院成了她中止问题行为的一种解决方式，出院后，她需要回到家里，回到伴侣身边，重新管理她那混乱的生活。她出院的当下就是最有可能自杀的时刻，所以作为她的治疗师，我增加了与她见面的频率，以此帮助她为经营好自己的生活而做一些决定。

帮助自己

当我们所爱的人患有边缘型人格障碍时，他会在一段时间内有自杀倾向，此时，每个人的压力都很大。你能多大程度地参与其中其实取决于你能忍受多少，有些家庭成员能够处理长期的危机，有些则无法忍受自杀行为。当出现以下情况时，我建议你帮助自己深爱的人。

（1）你十分清楚对方没僭越你的底线。

（2）你还没有倦怠。

（3）符合你所爱的人的最佳利益。

（4）确实没有其他的选项，如果你不做什么，很有可能灾难就会发生。

在第 13 章中我们将会谈到，与有自杀倾向的人一起生活或爱上他们是一件非常艰难和可怕的事情，我强烈推荐你帮他们找一位治疗师。一位熟悉自杀方面的研究和擅长做这方面的治疗的专业人士能够给予你支持和指导，由此帮助你和你所爱的人。

第 13 章

接受治疗和帮助

在辩证行为疗法手册中，玛莎·莱恩汉说道："治疗边缘型人格障碍者的治疗师需要帮助。"我认为爱着边缘型人格障碍者的人也同样需要帮助。在整本书中我们提到，面对压抑的情绪和有时患病的亲人做出的吓人的举动，我们常常很难管理自己的情绪并做出明智的决定。辩证行为疗法治疗师认定的另一个核心信条就是，边缘型人格障碍者"已经尽力做到最好了"。这已经是 15 年前就得出的论断，近年来，专家们也间接提到其实边缘型人格障碍者的家人们也是如此。我认为每个人都已经尽己所能，在生命的每一刻，我们都在做自己当下能做到的最好的事情，这并不代表我们不能有更明智、更好的选择，我绝对不会说："我现在就是想把它搞砸。"

在与你所爱的人相处的过程中，当感觉自己真的很想脱口而出"她就是故意毁掉自己的生活的"时，记住这个信念非常重要。谁都不会故意毁掉自己的生活，他们只是尽己所能去应对。我们鼓励边缘型人格障碍者接受治疗的一个原因在于，他们能够学到更多的技能与方法，更少体验到灾难性结果；对于深爱着边缘型人格障碍者的人来说也是这样，考虑到当下的环境，考虑到当时你所拥有的应对生活与自己所爱的人的工具，每一刻，你都已经做到了最好。提醒自己这一点很重要：你已经尽力了。当然，在盛怒之下提醒自己，你爱着的那个人也已经做到了最好，这一点同样重要。这样做，有助于管理情绪，却没有解决人们需要必要的技能来做不同事情的问题。在本章中，我们将讨论如何选择对你所爱的人有帮助的治疗选项以及找到帮助自己的资源。

首先，最直接、最显著的帮助我们深爱的人的解决问题的好办法就是让她接受针对边缘型人格障碍者和自杀行为的有效治疗，但本书是为你而写的，所以，我想先谈谈你能挖掘到的资源。

> 自己已经做到了最好，同样，患有边缘型人格障碍的亲人也是如此，提醒自己这一点非常重要。

为你提供帮助和支持的资源

为了尽可能帮助自己和患有边缘型人格障碍的亲人，你或许会觉得非常孤单。确实如此，事实上，很多符合病症诊断标准的人都没有接受治疗。他们要么拒绝接受治疗，要么中途放弃。在循证治疗（evidence-based treatment）得到发展之前，即便是现在，边缘型人格障碍者也在精神病系统接受可怕的治疗。治疗师就像你所爱的人一样，也会陷入情绪的深渊，变得绝望而无助。你所爱的人完全有可能因为有过在精神科接受治疗的糟糕经历，所以拒绝接受任何治疗。如果是这样，请不要强迫她，因为如果是出于被迫，治疗不会有效。运用辩证行为疗法的治疗师也不会接受任何非自愿前来接受治疗的患者。**如果你爱的人不愿意接受治疗，你可以去。**

很多辩证行为疗法项目现在都开设了"朋友和家人"学习小组，参加这个小组，不需要你所爱的人必须接受辩证行为疗法或其他任何形式的治疗。这个小组的目的不是讨论你那患有病症的亲人，而是教给你一些管理情绪、忍受压力、进行有效人际互动及正念的技巧。这些技巧不仅能帮助你与自己所爱的人的和谐相处，还能帮助你建立平衡的生活方式。学习小组持续6个月，小组成员需要完成作业和练习，这并不是"治疗"，而是学习和练习新的行为的课堂。当然，上过课的学员们都反馈说学习这些技巧帮助他们改善了自己与患病的亲人之间的关系。

针对边缘型人格障碍者的家人，有两大主要的家庭支持机构：治疗与研究进展协会（Treatment and Research Advancements）、人格障碍国家联合会（National Association for Personality Disorder），这两个机构提供与边缘型人格障碍相关的支持和教育。治疗与研究进展协会为边缘型人格障碍者的家庭成员提供家庭教育，在全国设有提供课程和其他帮助的分会。治疗与研究进展协会的网站信息内容很丰富，该协会还设有一个转诊中心。 美国边缘型人格障碍联盟（The National Alliance for Borderline Personality Disorder，NEABPD）由研究人员、治疗师以及边缘型人格障碍者家属协助联合建立。就像治疗与研究进展协会一样，美国边缘型人格障碍联盟也为家庭提供被称为"家庭连结"的为期12周的教育课程，在美国很多地方都有开设。两个组织都致力于在支持亲人的同时完善对边缘型人格障碍的认识、研究和治疗。

美国精神疾病联盟（The National Alliance for Mental Illness，NAMI）于1979年成立，它旨在为有精神问题的患者及其亲属提供支持和帮助。起初，美国精神疾病联盟主要提供针对精神分裂症、双相障碍及抑郁症的支持项目，现在也包括边缘型人格障碍的支持项目。美国精神疾病联盟有广泛的教育和支持系统，它提供为期12周的家庭训练课程，针对介绍患者的行为（症状）、研究，旨在减轻家人照顾边缘型人格障碍者的负担以及在培养同情心方面进行训练。这项课程针对任何有边缘型人格障碍、精神分裂症、双相障碍、抑郁症、创伤后应激障碍、惊恐障碍或强迫症患者的亲属，而不仅仅专注于帮助家庭成员面对边缘型人格障碍者的挑战。在州立及地方支持治疗与研究的法律活动中都能找到美国精神疾病联盟的身影。

在之前的章节中，我们提到过正念是辩证行为疗法或其他心理疗法不可缺少的一个部分，它要求个体完全体验生命和接纳每个时刻。家庭成员在找到适合自己的正念练习后，都觉得它非常有帮助。我们在前文中提到过，正念不需要与任何特定的宗教活动相关联。乔恩·卡巴·金（Jon Kabat-Zinn）创立了了正念减压疗法（mindfulness-based stress reduction），他同时也提供静修中心，玛莎·莱恩汉通过获得华盛顿大学的行为研究和治疗门诊部以及玛丽行为技术研究所（Marie Institute of Behavioral Technology）的支持主要为治疗师提供正念静修所，但边缘型人格障碍者的家人也可以前去参加。

我们在第 12 章中讨论过，很多边缘型人格障碍者都有主动自杀倾向、间歇性自杀倾向或自杀史。然而，也有一些边缘型人格障碍者从来没有尝试过自杀。"自杀预防"是机构用的一个术语，它主要被用来动员社区、医院及心理健康从业者去教育患者的亲属和他人识别有关自杀的一些警示标志。 美国自杀协会提供了包含求助热线和自杀危机工作人员认证的优质服务。如果你爱的人有自杀倾向，我强烈推荐你求助美国自杀协会。

如果因为某些理由，你不想任何机构介入，那么你可以找一位治疗师，但要确保治疗师有治疗边缘型人格障碍的经验，我建议你询问对方是否治疗过边缘型人格障碍者。虽然所有的治疗师在攻读研究生阶段都学习过边缘型人格障碍的相关内容，但是在实际治疗阶段，学习的内容与实践还是有一定差距。因为你可能会自然地为自己和自己所爱的人进行辩护，所以请注意治疗师的话语。谈论到你爱的人时，他是否使用了评判性的语言？可以针对边缘型人格障碍的成因，询问他一些理论问题，以及他是否责备了其所爱之人或抚养自己的人？询问他打算如何帮助你？他是否建议你断绝与你所深爱的人的关系？不幸的是，边缘型人格障碍备受诟病，仍然有治疗师认为对家人来说最好的办法就是与边缘型人格障碍者断绝关系。治疗师是否咨询了你如何管理自己的情绪和行为，还是要挖掘你的童年经历？有些治疗师帮助你处理自己与对方的关系的方法其实就是挖掘你的童年问题。你需要检查对方的培训经历、执照及资质。保险或许无法支付你看治疗师的费用，但是如果能够支付的话，获得专业治疗师的支持和鼓励还是非常有效的。重要的是你获得了支持、鼓励和咨询，尤其是在患有边缘型人格障碍的亲人行为失控的时候。

最后，如果你已经上网搜索了关于"边缘型人格障碍"的信息，你会找到 122 万条，而搜索"治疗"，则会出现 132 万条，在网络上有很多关于边缘型人格障碍者及其治疗方法的错误信息。你会遇到没有经过任何培训和相关治疗经验的治疗团体，例如我接到过边缘型人格障碍者的亲属打来电话说患病的亲人正在接受网络治疗，但是情况却越来越糟糕，这让他们很担心。如果你成为没有执照，也没有接受过训练的人提供"治疗"的牺牲品，你或你爱的人都无法追偿。他们不隶属于任何组织，也不遵守道德和法律。如果你和你爱的人想要寻求治疗或加入支持小组，却不知道去哪里找，可以联系本章提到的任何一个推广组织，咨询自己信任的心理治疗师。有些推广项目或许不能给出具体的建议，但能帮助你弄清楚怎么查找。许多边缘型人格障碍者及其亲属都觉得在线的支持小组很有帮助，如果你想加入，请与熟悉边缘型人格障碍的专业人士一起审核这个小组。

边缘型人格障碍者可以接受的治疗

因为很多与我们所爱的人的互动问题都因情绪而起，仅仅决定是否接近他，或者以他的名义介入提供帮助，再或者帮他寻求专业的治疗都令人感到痛苦。有时，你或许还需要决定是否要先征得他的同意再寻求专业帮助。有时，仅仅是想想需要面对边缘型人格障碍者，都令人却步。另外，很有可能你所爱的人已经拒绝治疗，但如果他对寻求帮助持开放态度，或是在某个时间点变得犹豫，你就可以通过了解有效治疗的科学证据来提供帮助。

辩证行为疗法

我自己会采用辩证行为疗法进行治疗，采用这种疗法主要是因为它是唯一一个能够将接受过治疗的边缘型人格障碍者的自杀频率降低 50% 的疗法。虽然，我们确实应该能做得更好，但辩证行为疗法也在不断得到发展和完善，以便在治疗自杀行为时能够更有效。拥有有意义的人际关系、日常活动以及生活目标的人不会自杀，这也是辩证行为疗法的前提。也就是说，为了减少自杀行为，人们需要过有意义的生活。我从来没有见到一个人说过："我有自己深爱的人，也有爱着我的人，我有喜欢的工作，以及愿意投入其中的爱好，但我想去死。"人们有自杀倾向或者出现问题行为，大多是因为他们不认为自己的生活中有爱、有意义，还常常因为被过往的绝望、未来的无望压得喘不过气来，边缘型人格障碍者试图逃离痛苦的情绪。辩证行为疗法能够帮助我们所爱的人管理自身的情绪、体会真实存在、修复破损的关系、建立全新的关系、参与有意义的活动，以此实现他们的生活目标，并通过教授他们新的行为模式帮助他们忍受痛苦、管理情绪、练习正念、维持的良好人际关系。通常，疗法有一年的合同期（有时是 6 个月），分为两个疗程，每周进行个人治疗和小组技能训练。同时，辩证行为治疗师还为边缘型人格障碍者提供电话指导，希望边缘型人格障碍者在遇到危机时能够打给自己的治疗师（而不是你）以获取指导。2011 年，边缘型人格障碍者的治疗师开始进行认证，你就可以找到由华盛顿大学和玛莎·莱恩汉博士认证过的治疗师名单。

心智化治疗

研究发现，除了辩证行为疗法外，还有一些其他针对边缘型人格障碍的治疗方法。但它们既没有辩证行为疗法对自杀行为产生的影响大，在研究证据方面也不够充分。我简单介绍一下每一种方法，目的不是告诉你如何治疗，而是让你知道还有其他的治疗选项。心理疗法从前是为期 18 个月的半住院治疗，现在，有时会提供 2 年的团体项目，在治疗过程中团体和个体心理治疗交替进行。心智化是指看到自己以及周边人的情绪、想法及需求的一种能力，它使个体能够理解情绪和需求如何影响其自己和他人的行为，由此把情绪与行为分离。

例如，简（Jane）身穿一件大号衣服，她询问丈夫大卫（David）自己看起来是否显胖。大卫说胯显得有些宽，之后他们就去参加聚会了。在聚会上，大卫觉得简一直躲着自己因此感到很受伤。回家的路上，俩人吵了起来，最后简喝酒喝得不省人事。心智化就要求大卫能够看到对简的行为的可能的解释（他伤害了简；她并不想知道丈夫的真实想法，只想确认自己看起来不错）；同时也要求简能够对大卫的行为找到可能的理由（他太忙了，所以表现得不够绅士；他不知道自己新买了这条裙子）。如果简和大卫都能够把自己和事情分开来看的话，就不会在回家的路上争吵。心智化治疗假定，边缘型人格障碍者因为童年经历受到干扰或问题化的养育方式，影响了他们心智化的正常发展。通过团体治疗以及与个体心理治疗师的互动来帮助边缘型人格障碍者发展心智化技能。

图式疗法

图式疗法综合了几种类型的治疗方法，如认知疗法、行为疗法、客体关系疗法及正念冥想。图式疗法认为边缘型人格障碍者经历的问题源于早期形成的不良图式（与自己和他人相关的模式与主题），并在其后来的生命中不断发展。图式疗法的目标是阻止边缘型人格障碍者做出功能失调的行为，并修改因不良的童年关系而产生的问题模式。图式疗法使用"养育方案"（limited reparenting）来处理边缘型人格障碍者与个体治疗师之间的关系，除治疗外的日常生活以及童年心理受创伤经历。治疗通常为期 3 年，每周至少治疗 1 次。有一项随机对照试验（心理治疗研究的黄金标准），来对比图式疗法和移情焦点疗法（TFP），而不是对比辩证行为疗法或心智化疗法的团体标准（或常规）治疗。

移情焦点疗法

移情焦点疗法就像心智化疗法一样，是一种心理分析方法；同时，它具备与辩证行为疗法及心智化疗法一样严谨的结构，它基于奥托·科恩伯格（Otto Kernberg）的客体关系疗法而发展出来。移情焦点疗法认为，边缘型人格障碍由生物脆弱性和环境因素共同发展而来，这导致边缘型人格障碍者无法区分自己与他人，读懂社交暗示，由此发展出了"不成熟的防御机制"，如过度的控制（过度控制他人，因为她认为别人也时刻控制着自己）、分裂（无法将"好"与"坏"整合起来）、投射（将自己的不良品质强加于他人）等，这些导致行为失常、偏执和人际交往恐惧。移情焦点疗法认为强烈的、未排解的负面情绪阻碍着边缘型人格障碍者，使他们无法完全区分自己与他人的经历。

移情焦点疗法将患者与治疗师的关系作为媒介，患者在移情配对中表现出功能失调的行为，之后再做出改变。

心智化治疗和移情焦点疗法都没有辩证行为疗法流行，背后也没有相关的研究做支撑，但处于不断发展与研究阶段。最重要的是要找到一位治疗师，他需要能够对边缘型人格障碍者进行专业的治疗，能够向你展示诸如资质、测试结果、专家监督示范等来证明他的治疗方法正好与其研究方向相匹配。如果你找不到治疗边缘型人格障碍的专家，我建议你找一位认知行为治疗师，同样，你也要查看相关资质。

最好的情况是你和患有边缘型人格障碍的亲人都寻求帮助和治疗。关于该障碍的治疗手段每天都在发展，在我们的社会中，针对边缘型人格障碍的误会也仍在盛行，但在心理健康领域该误会正在逐渐消失。当我刚开始治疗边缘型人格障碍时，很多治疗师都拒绝给出边缘型人格障碍的诊断，他们认为，这个诊断就像对患者未来的恐怖生活和心理健康治疗判了"死刑"一样。今年夏天，我参加了一个有关边缘型人格障碍的会议，一位心理健康领域的著名专家说这种障碍目前被认为是"可以治疗"的，人们也愿意研究这一领域。虽然我们仍有很长的路要走，但是我认为他的话意味着边缘型人格障碍者以及他们的亲属都有了希望。

致　谢

　　16 岁时，我决定未来要在南卡罗来纳州立医院工作。我当时拜访了在这里工作的保罗·范·威克（Paul Van Wyke），他是我的朋友，同时也是南卡罗来纳州立医院的心理学家，我对自己在那儿看到的东西着迷。18 岁时，电影《普通人》（*Ordinary People*）上映，我看过之后又决定将来要着手解决有自杀倾向的这类人的问题。25 岁时，我一边教书，一边攻读硕士学位。我发现当时学校的啦啦队队长会故意把自己割伤。起初，我还与她一起完成实习项目，在她服用过量药物导致入住精神病院后，我的导师卡尔·拉克（Carl Rak）博士告诉我，我正在和一位患有边缘型人格障碍的年轻女性一起工作。之后他开始教授我关于边缘型人格障碍的知识。那个学年结束时，我再次有了自己的人生规划：我想致力于治疗有严重自杀倾向的边缘型人格障碍者。

　　1993 年，我在一个社区心理健康所工作，同时攻读博士学位。大家都知道我是诊所的临床医生，而且很愿意和边缘型人格障碍者待在一起，可我的治疗并不怎么见效。幸运的是，哥伦比亚地区精神卫生中心（Columbia Area Mental Health Center）也发现了问题，并开始投入资源寻找边缘型人格障碍的治疗方法。接下来我了解到，我要上杜克大学的玛莎·莱恩汉博士所开设的一个为期 6 个月的研究课程，课程就是关于边缘型人格障碍的新疗法的，它叫作"辩证行为疗法"（dialectical behavior therapy），这让我非常兴奋。玛莎博士以及研究辩证行为疗法的工作从此占据了我的人生，当然除此之外还包括个人兴趣以及职业发展。

辩证行为疗法的实践者都富有爱心，他们致力于理解边缘型人格障碍者的经历，同时坚信最有同情心的事情莫过于帮助边缘型人格障碍者进行转变。

一直以来，玛莎是我的同事也是良师益友，她就像母亲一样，是在我生命中对我影响非常大的人。对于她在我的研究领域以及毕生工作中给予的帮助，我无法用语言来表达自己的感激之情。即使日程繁忙，她也会花时间与我一起讨论本书中的部分内容。她真诚的评论以及悉心的指导都是我坚实的依靠。

我在行为技术与行为技术研究中心的同事，尤其是辛迪·贝尔（Cindy Beil）、凯西·萨雷（Kathy Satre）、琳达·迪菲（Linda Dimeff）和萨拉·施洛斯曼（Sarah Schlossman）也参与了本书的创作。他们参与了对各个章节的讨论，以确保我周末有时间写作（有时我会把自己锁在酒店房间里闷头写作）。每走一步，他们都会积极地鼓励我。在一个周六开展的行为治疗年会上，海伦·贝斯特（Helen Best）花了几个小时与我探讨这本书，谈论我对它所有的希望，以及我迟迟不敢开始写作的恐惧。如果没有海伦的帮助，本书就永远不可能出版。

朱莉·斯基奇（Julie Skutch）就像我的啦啦队队长一般。她会询问我的写作进度并时刻提醒我要坚持完成这本书。她读了本书最终版的草稿。朱莉会指出我的观点是否充满评判性、某些说法是否会站不住脚，这些都是我十分需要知道的。

我很幸运，有这么多朋友知道如何支持我，同时又不给我那么大压力。安·德威尔（Ann Dwyer）、迪比·佩格勒（Debbie Peagler）和梅丽莎·威廉斯（Melissa Williams）也会询问我的写作进度，并且鼓励我继续前进，这让我感觉很特别。同时也感谢我们一同泛舟游览的时光以及那些可以短暂休假的午后。

如果玛莎·莱恩汉与辩证行为疗法是本书的基石，那么吉尔福德出版社（The Guilford Press）的凯蒂·摩尔（Kitty Moore）和克里斯·本顿（Chris Benton）就是此书的支柱。每当我想放弃写作的时候，他们都会鼓励我。当我因为工作感到压抑而消失的时候，他们会找到我，鼓励我继续写作。他们也会帮助我解决生活中不利于写作的任何事情。我们有过很多次美妙的电话交谈，克里斯和凯蒂会问："你是怎么做到的？"或者"你怎么看？"之类的问题，通常我们会花几个小时来谈论我的想法。他们成了我生命中重要的组成部分，我很怀念那些时光。

本书中的所有边缘型人格障碍者及其家庭的故事都是基于真人真事改编而成的（我会通过更换名字、细节，将不同的人进行组合等方式来保护他们的隐私）。虽然他们面对着重重困难，但他们富有爱心且非常坚韧。辩证行为疗法教授我如何进行治疗，我的患者和他们的家庭使我明白爱的力量可以创造奇迹。

最后，我要感谢我的丈夫吉姆·曼宁（Jim Manning），感谢他一直以来的信任。几年前，他就开始告诉我，其实这本书一直在我心里。他给了我充裕的写作时间，即使因为我把自己锁在房间里写作而错过了划船出游的假期，他也从未抱怨过。他始终坚定不移，像头号支持者一样自始至终陪伴着我。如果没有他的爱和支持，本书就不会得以出版。

译后记

透过情绪看到内心——了解才能不轻言放弃

机缘巧合，也是幸运，我翻译了这本有关边缘型人格障碍的书。情绪，对于所有人来说，确实是一个很大的障碍，尤其是愤怒、恐惧、悲伤等负面情绪，十有八九的人常常会感觉被这些情绪"吞噬"，深深陷入情绪的泥潭中无法自拔，受情绪的支配而出现不少事后后悔的言行，可是往往悔之晚矣。

由此，我开启了这本由知名心理学家、临床心理医生莎丽·曼宁博士所著的《最亲密的陌生人》一书的翻译之旅。曼宁博士有30多年治疗边缘型人格障碍者的宝贵经验，同时她也是辩证行为疗法开创者玛莎·莱恩汉博士的学生和该领域的专家与积极践行者。

边缘型人格障碍是一种极其复杂和容易被忽视的人格障碍类心理问题，由于患者极端不稳定的情绪以及诸如自杀、自残等冲动的失控行为，他们给自己和家人带来了严重的灾难，同时也让自己陷入了紧张和僵化的人际关系中。很多人会认为他们的极端情绪和自杀、自残等行为都是为了操控别人以满足自己的需求或是以极端的方式获取关注，曼宁博士根据其对患者的了解以及多年临床、咨询的经验告诉我们，这种操控或寻求关注的评判对边缘型人格障碍者来说非常不公平，也不准确。

　　我们看到的往往是边缘型人格障碍者的各种让人望而却步的表现，但他们的言行就像是漂浮在水面上的冰山一角，水面下庞大的山体在被挖掘之前，我们由此而做出的任何评论和决断都不完全正确，有时甚至会伤害他们，尤其是当边缘型人格障碍者的极端情绪激发我们自身的情绪时，常人想到的往往是自我保护和解决问题，双方由于受情绪支配无法做出理智的判断，造成关系紧张，甚至为了"解救"自己而选择终结一段关系。

　　可是，当患者平复情绪之后，他们又表露出了诸多美好的特质，如聪明、机智、贴心、热情……此时，我们往往又会困惑，身边的这个人，到底哪一面才是真实的他？我们对边缘型人格障碍者时而困惑不解，时而愤怒绝望；时而想干脆了断关系，时而又无奈不舍。因为他们毕竟是我们所爱的人，也许是我们的父母、伴侣、子女、其他亲属或朋友，帮助他们是我们的本能，可我们一旦自己也深陷似乎无望的绝境时，往往就会觉得心力交瘁。

　　边缘型人格障碍者的诊断通常比较困难，边缘型人格障碍也很容易与抑郁症、精神分裂症等相混淆，本书作者提到了莱恩汉博士对患者的五项失调区域以供参考，包括激烈敏感的情绪、糟糕的人际关系、冲动的行为、自我意识丧失及认知问题。凡事讲"知其然，更要知其所以然"，当我们通过真实的案例形象地了解了边缘型人格障碍者的种种痛苦以及绝望背后不受患者控制的生理和心理因素（如天生的情感脆弱、无效的养育环境、解决问题能力的缺失以及人际交往技巧的匮乏等）后，或许在应对患者的时候会萌生更多同情和关爱，而减少愤怒和指责。同时，书中提供了一些技巧／方法，如帮助我们所爱的人管理情绪的原则、验证我们所爱的人的体验的 6 个阶段、有效回应我们所爱的人的 5 个步骤、帮助我们所爱的人走出情绪"旋涡"的应对办法以及解决问题的 7

个步骤等，每项技巧都有清晰明确的步骤及详细真实的案例展现，作者几乎还原了每一个充满冲突和困惑的现场，手把手地以分步式教授方法让边缘型人格障碍者的亲属在面对问题时不再只是无奈、绝望和手足无措。阅读完本书，相信你一定会发现无论是对患者和你自己的情绪管理，还是你与患者的互动，都会绽放出全新的生机。

　　阅读与翻译完本书，我着实从作者的描述与介绍中对边缘型人格障碍者有了清晰的了解，这种病症的发展过程非常复杂，有先天的因素，也有后天的影响，但作为家庭教育的从业者和推广者，书中提到的无效的养育环境的内容其实对我来说触动最大。

　　每个孩子都有着自己与生俱来的独特气质和性格特点，但同时也受到家庭、父母和照料者与其互动产生的影响，并据此形成自己的认知，继而在这种认知下发展出自我的行为。这个无效环境包括家庭成员和孩子的契合度低、对孩子情绪或忽略或压抑或惩罚、对孩子成长过程的缺席或参与度较低，对孩子的虐待和其他犯罪行为……这些都会影响一个孩子正常的心智发展，即使在成年后，个体对自我情绪的感受、表达与管理，对安全感的寻求以及对人际关系的困惑，并不会随着年龄的增长而消失，严重的时候反而会阻碍一个人的正常生活。虽然无效的养育环境不是导致边缘型人格障碍的必要因素，但很多精神类问题的治疗都要回溯童年和生命的早期阶段，因此趁现在尚来得及，也希望年轻的父母或教育者有机会也可以阅读本书，相信你们一定也可以找到有利于孩子的健康成长和自我情绪管理的内容，并从中受益。

李晓燕